JN098166

めざせ！栄養士・管理栄養士

まずはここから

ナビゲーション

第4版

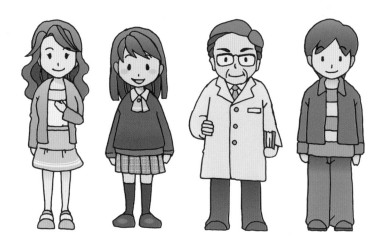

第一出版

編著者紹介

編著者 ・・・

小野　章史　　川崎医療福祉大学名誉教授

著者 ・・

小野　尚美　　中国学園大学現代生活学部人間栄養学科准教授

浅田　憲彦　　甲南女子大学医療栄養学部医療栄養学科教授

海陸　留美　　別府大学短期大学部食物栄養科教授

東保　美香　　別府大学短期大学部食物栄養科准教授

大森　　聡　　富山短期大学食物栄養学科准教授

岡村友理香　　広島国際大学健康科学部医療栄養学科助教

●編集協力 冬木　裕　　●表紙デザイン、本文イラスト 白鳥みちこ

推薦のことば

　皆さんが栄養士・管理栄養士の資格取得を志すにあたっては、いろいろな思いがあったことと思います。今は進路も決まり、希望に胸を膨らませていることでしょう。

　さて、皆さんが目指す栄養士・管理栄養士が働く職場は、官公庁、保健所、学校、保育園、病院、福祉施設、給食施設（会社）、大学や研究所、食品メーカー、スポーツ関連施設など多岐にわたります。

　職場での仕事を大きく 2 つに分けると、栄養士は、栄養学に基づいたバランスのとれた献立（メニュー）の作成や調理技術（方法）の改善、食事の提供など、健康的な食生活を送るためのアドバイザーとしての仕事を担い、管理栄養士は、主に福祉施設や医療機関でお年寄りや病気になった人の療養のための栄養・給食管理、保健所や学校における栄養指導、企業などの大規模給食施設における給食管理業務などを行います。

　また、今の日本は、急速に進む少子高齢化の中で、栄養の二重負荷という問題に直面しています。中高年の生活習慣病の一因である「過剰栄養」と、若い女性、妊産婦、高齢者、傷病者の「低栄養」が同時に進行しており、これらの問題の解決は、日本人の健康増進と社会の発展に欠かせません。

　食を通じて人々の健康を守る栄養士・管理栄養士の職務はとても重要なもので、高い専門性が求められます。そのために知らなければならないこと、身に付けなければならないことがたくさんあります。

　皆さんは今、その入り口に立ち、これから勉強する内容などに戸惑いを覚えているかもしれません。また、時として辛いと思うこともあるかもしれません。

　この本は、これから栄養学を学ぶ皆さんが、迷わないよう道案内をしてくれます。

　資格のこと、栄養学が生まれた背景、小・中学校で学んだこと、栄養素のこと、体のこと、食のこと、学生生活の中で身に付けなければならないことなどを分かりやすく説明しています。

　入学前、あるいは授業が始まる前にこの本をよく読んでみてください。すでに知っていること、忘れていたことも登場するかもしれませんが、もう一度確認しながら読み進めてみてください。そうすることでこれから始まる授業も理解しやすくなることでしょう。

　全国栄養士養成施設協会は、皆さんが学ぶ学校で組織された団体です。私たちは皆さんの学生生活が充実したものとなり、一人ひとりの夢が叶うように応援しています。先生方も、教室で皆さんとお会いすることを楽しみにしています。

2022 年 11 月

一般社団法人　全国栄養士養成施設協会
理事長　　滝川嘉彦

はじめに
ー夢多き栄養士免許ー

　健康である喜びを意識しながら生活されている方は少ないと思います。しかし、頭痛や腹痛さらには発熱したりすると食欲が落ち、倦怠感（だるさ）を生じ、「早く治したい、健康になりたい」と誰しも思うことです。その時に思いつくのは、「早く治そう」「体に善いものを食べよう」ということばでしょう。

　また、スポーツ選手が「強くなりたい」「持続力をつけたい」などと思ったとき、「食事の量はどれくらい」とか「どんなタイミングで食べればよいのか」などが気になるところです。

　ダイエットを考えている方の中には、極度の痩身を願うあまり、過度な食事量の制限を行う方がいます。でも心の中では、「ほんとにこんなに少ない量で大丈夫だろうか」とか「最低限何か食べなければいけないのではないだろうか」などと不安を抱いているものです。

　国民のすべてが皆、病気になったとき、何をどのように食べればよいのかがわかるわけではありません。病気をしたことがなく突然病気になると、不安は募ります。そんなとき頼りになるのが栄養士です。栄養士は、専門職になるために、頭痛や腹痛、発熱などと食べ物の関係について勉強しています。特に発熱では体が消耗していくため、その人に最適なエネルギーやビタミンの補給を考えてくれます。

　また、スポーツ選手が成績で伸び悩むことがありますが、そんなとき、頼りになるのがやはり栄養士です。専門職になるには、筋肉や骨、神経などと栄養の関係を深く学んでいます。選手は栄養士から個々に調整した食事の提供を受けたり、食べ方の指導を受けると成績が伸びることがあります。

　極端なダイエットでは、突然死した例が報告されています。また、死に至らなくても骨がスカスカになって骨折したり、若いのに老化が進むなど、理想に反した結果を招くことがあります。人の体には、神経やホルモンが張り巡らされ、常に「栄養は足りているか」とチェックしています。もしも、長期間食べないでいたり、少なすぎる量ですませていると生命維持のために、不足している食べ物の代わりに自分の筋肉を壊して、エネルギーを生み出そうとします。そのため、皮膚の下の筋肉が減り、皮膚にゆとりが出てシワが増えることがあります。どうしてもダイエットをしなければならないときは、神経やホルモンに気づかれないようにしなければなりません。そのようなとき、やはり頼りになるのが神経やホルモンの生理学、糖質やたんぱく質、脂肪の代謝学を学んだ栄養士です。

　こうして考えると、栄養士免許って実に「夢多き免許」ではありませんか。

　　2013 年 11 月

　　　　　　　　　　　　　　　　　　　　　　　　　　　　　編著者　小野章史

目　次

登場人物紹介

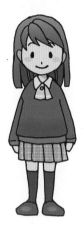

のぞみちゃん
食いしん坊の女子高生。
進路に悩んでいる時に、映画『体脂肪計タニタの社員食堂』
を見て感動し、栄養士を目指す。
理科は苦手。ホルモン焼きは好きだけど解剖図は苦手。

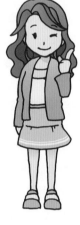

愛さん
父が糖尿病、母は肥満ぎみ。病気が悪化する前に
自分が役立ちたい気持ちから栄養士を目指す。
一人暮らしのため料理は得意。
優しくてしっかりもの。

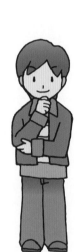

健太君
高校時代に部活で骨折して入院。
その時、病院の食事が美味しくて栄養士を目指す。
もともと理系だったので座学は得意だが、調理実習は苦手。
後輩の面倒見が良い。

章史郎先生
アウトドア好きの子煩悩なお父さん。
面倒見が良いが学生にはチョッと厳しい一面も。
ユーモアを交えた分かりやすい講義で人気がある。
美味しいたこ焼き作りの秘訣があるらしいが教えてくれない。

1編

栄養士・管理栄養士の基礎知識

春から栄養士の学校に
入学することになりました。
学校では、どんなことを
勉強するのかな?

栄養士や管理栄養士になるには、
いろいろな勉強をしなければなりません。
1編は、先輩の愛さんにナビして
もらいましょう。

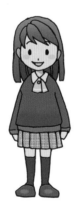
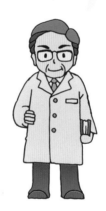

1編の内容

　1編では、栄養士・管理栄養士の仕事内容、資格の取得方法、学校で勉強すること
などを説明します。

　栄養士養成施設（専門学校・短期大学・大学）に入学する人は、1章の「栄養士に
ついて詳しく知りたい」から読んでください。

　管理栄養士養成施設（専門学校・大学）に入学する人は、2章の「管理栄養士につ
いて詳しく知りたい」から読んでください。

1章 栄養士について詳しく知りたい

のぞみちゃん、ようこそ。

愛さん、こんにちは。
今日はいろいろなお話を聞かせてください。

のぞみちゃんは、どうして栄養士を目指したの?

テレビで健康的なおいしい料理をつくって活躍している栄養士さんの姿を見て、
かっこいいなと思ったからです。

そうなんだ。でも、栄養士の仕事ってそれだけじゃないのよ。
栄養士には、人々の食生活をアドバイスする仕事もあるの。

そうなんですね。
ぜんぜん知りませんでした。

1章では、栄養士の仕事や資格のこと、学校で勉強することなどを
説明していくわね。ちょっと難しい話もあるかもしれないけど、がんばろうね。

はい。よろしくお願いします。

それじゃあ、「栄養士」についてみていきましょう。

1 栄養士とは？

栄養士には、栄養を考えた食事を提供したり、食生活をアドバイスすることで、人々の健康を保持・増進する役割があります。

具体的には、次のような仕事を行います 図1。

① 栄養バランスが良く、おいしく、そして安全な献立を提案・作成し、調理と盛り付けを行います。このような一連の業務を**食事管理**といいます。

② 人々が健康な状態を保持するには、どのような食生活を送れば良いのか、どのような食事が望ましいのかを教育・指導します。このような業務を**栄養教育**・**栄養指導**といいます。

▶栄養士の定義
栄養士法では、「都道府県知事の免許を受けて、栄養士の名称を用いて栄養の指導に従事することを業とする者をいう」と定義されています。

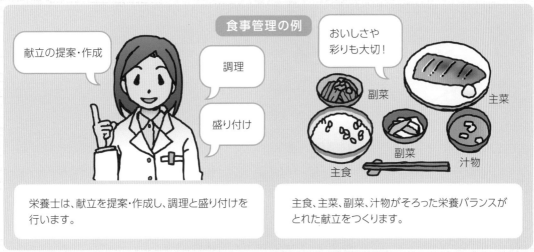

食事管理の例

献立の提案・作成

調理

盛り付け

おいしさや彩りも大切！

副菜

主菜

主食

副菜

汁物

栄養士は、献立を提案・作成し、調理と盛り付けを行います。

主食、主菜、副菜、汁物がそろった栄養バランスがとれた献立をつくります。

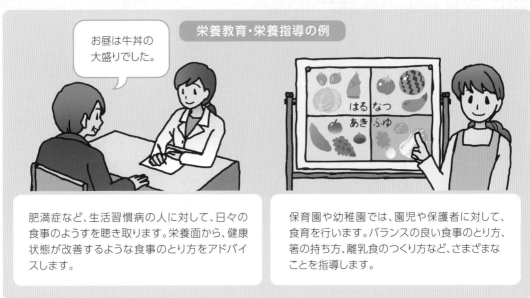

栄養教育・栄養指導の例

お昼は牛丼の大盛りでした。

はる なつ
あき ふゆ

肥満症など、生活習慣病の人に対して、日々の食事のようすを聴き取ります。栄養面から、健康状態が改善するような食事のとり方をアドバイスします。

保育園や幼稚園では、園児や保護者に対して、食育を行います。バランスの良い食事のとり方、箸の持ち方、離乳食のつくり方など、さまざまなことを指導します。

図1 栄養士が行う主な仕事

2 栄養士の主な職場と仕事の内容

栄養士の多くは、病院、高齢者福祉施設、保育園、学校、行政機関、給食受託会社、食品関係の企業などに就職します。

ここでは、栄養士の主な職場となる給食受託会社、保育園・こども園・幼稚園、企業・事業所についてみていきましょう 図2 。

給食受託会社 病院や福祉施設、企業などからの依頼により、給食業務を請け負います。

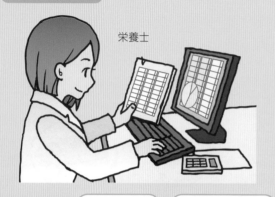

栄養士

受託会社の栄養士は、担当している病院や福祉施設、学校、企業などの献立を作成します。
1週間分または1か月分の献立を発注期日に間に合うように考えます。

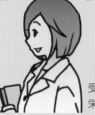

Aさんは、全がゆに切りかえます。

だいぶ良くなってきたんですね。

施設の管理栄養士

受託会社の栄養士

受託会社の栄養士は、施設の管理栄養士とコミュニケーションを密にとって連携します。管理栄養士からの情報をもとに、利用者の健康を管理し、病気の回復に適した給食を提供します。

調理

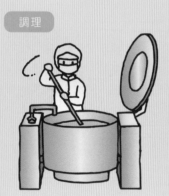

盛り付け

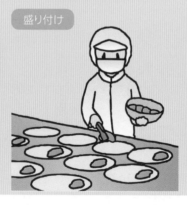

配膳

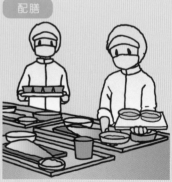

受託会社の栄養士は、依頼された施設に配属され、その施設の給食業務を担当します。給食業務には、調理・盛り付け・配膳などがあります。

図2 栄養士の職場での仕事の内容

保育園・こども園・幼稚園　園児（乳幼児）の昼食とおやつ、行事食などの献立の作成と調理を担当します。

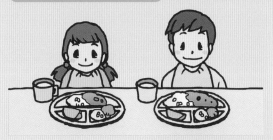

乳幼児の食事は、心身の健全な発育に欠かせません。個人の発育状態や年齢、嗜好に合わせた食事をつくることが大切です。
食物アレルギーなどをもつ園児には、細やかな食事の配慮が必要となります。

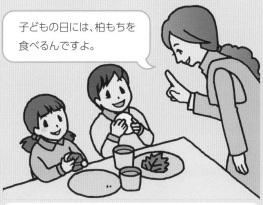

子どもの日には、柏もちを食べるんですよ。

真っ赤なトマトくんは旅に出ました。

おやつには、エネルギーや栄養素を補うための「補食」としての役割があります。
季節ならではのおやつを出すこともあります。

食育に力を入れている施設では、野菜の栽培や収穫、園児の食事づくり、紙芝居などを用いた栄養・食事の指導、給食だよりの作成などを行っています。

企業・事業所　企業や事業所（工場）の食堂、寮の給食施設、フィットネスクラブなどに勤務します。

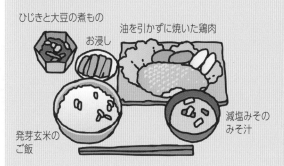

ひじきと大豆の煮もの
お浸し
油を引かずに焼いた鶏肉
発芽玄米のご飯
減塩みそのみそ汁

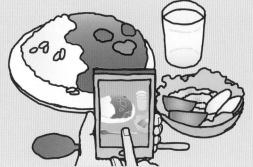

食堂や寮の食事の献立の作成と調理を行います。生活習慣病の予防のための献立など、利用者の要望も取り入れます。

利用者の健康の保持・増進のための栄養指導を行います。食事の写真をメールで送受信し、食事のアドバイスを返信するサービスも増えています。

3 資格の取得方法

栄養士免許の取得方法

　栄養士免許を取得するためには、厚生労働大臣から指定許可された栄養士養成施設（専門学校、短期大学、大学）に入学する必要があります。

　その施設で所定の科目の単位を修得し、卒業すれば、栄養士免許が取得できます。

管理栄養士国家試験の受験資格の取得方法

　栄養士養成施設を卒業したあとに、管理栄養士国家試験の受験資格を取得することもできます 図3。

　栄養士養成施設には、修業年限が2年、3年、4年の学校があります。管理栄養士国家試験の受験資格を取得するには、修業年限によって、求められる実務経験の期間が異なります。

　① 修業年限2年の栄養士養成施設…実務経験が3年以上必要です。

　② 修業年限3年の栄養士養成施設…実務経験が2年以上必要です。

　③ 修業年限4年の栄養士養成施設…実務経験が1年以上必要です。

"アドバイス"

管理栄養士国家試験の受験資格を取得後、国家試験に合格すれば、管理栄養士免許を取得できます。管理栄養士国家試験については、p.11を参照。

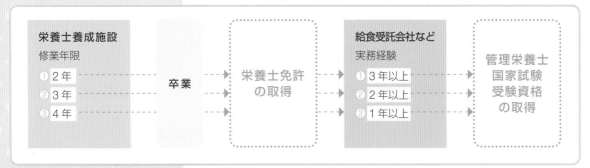

図3 栄養士免許、管理栄養士国家試験の受験資格の取得の流れ

マメ知識

栄養士実力認定試験

　栄養士免許は、国家試験を受けずに取得することができます。このため、栄養士養成課程の卒業予定者の学習成果を、客観的なデータで評価するのは困難でした。

　そこで、栄養士にも実力試験が必要であるとされ、2004（平成16）年から全国栄養士養成施設協会の主催で「栄養士実力認定試験」が行われるようになりました。

　試験結果は、上からA、B、Cとランク付けされ、栄養士実力認定証が交付されています。皆さんも、Aをとれるようにがんばりましょう。

A…栄養士として必要な知識・技能に優れていると認められた者

B…栄養士として必要な知識・技能のあと一歩の向上を期待する者

C…栄養士としての知識・技能が不十分で、さらに研鑽を必要とする者

4 栄養士養成課程で学ぶこと

栄養士養成課程で学ぶ科目

教育内容（カリキュラム）の基本的な考え方には、次の3つがあります。

① 栄養士が果たすべき、専門領域の基本となる能力を養う。

② 栄養士に必要とされる知識・技能・態度・考え方の総合的な能力を養う。

③ 栄養の指導や給食の運営を行うために必要な能力を養う。

これをもとに、栄養士養成課程では、表1 の科目について専門的な知識および技術を学びます。

表1 栄養士養成課程で学ぶ科目の一例

専門科目	科目名
社会生活と健康	社会福祉概論 公衆衛生学概論
人体の構造と機能	解剖生理学　　生化学 運動生理学　　医学概論
食品と衛生	食品学　　　　食品加工学 食品衛生学
栄養と健康	基礎栄養学　　臨床栄養学 応用栄養学
栄養の指導	栄養教育論　　公衆栄養学 栄養カウンセリング論
給食の運営	給食計画論　　給食実務論 調理学

科目名は養成施設により異なります。

校外実習について

栄養士養成期間の後半には、栄養士または管理栄養士が働く事業所などの集団給食施設（病院、福祉施設、保育園など）で1週間以上の校外実習を行います。

校外実習は、「給食業務を行うために必要な給食サービスの提供に関し、栄養士として具備すべき知識および技能を習得すること」を目的としています。

つまり、校外実習は、学校で学んだことが実際の職場でどのように実践されているかを体験し、さらなる実践能力を身に付ける「総まとめ」の場となるということです。

2章　管理栄養士について詳しく知りたい

2章からは、管理栄養士について説明するわね。管理栄養士は、国家試験に合格しなければならないので、勉強する内容も難しいのよ。

国家試験を受けるんですか？　私にできるかなぁ。

管理栄養士には、高度な専門知識や技能が求められるの。だから、その資質を保証するために、国家試験に合格することが求められるのよ。

そうなんですね。勉強が大変そう。

でも、やりがいがあるわよ！
それでは、管理栄養士についてみていきましょう。

▶ 管理栄養士の定義

栄養士法では、「厚生労働大臣の免許を受けて、管理栄養士の名称を用いて、①傷病者に対する療養のために必要な栄養の指導、②個人の身体の状況、栄養状態等に応じた高度の専門的知識および技術を要する健康の保持増進のための栄養の指導等を行うことを業とする者をいう」と定義されています（一部省略）。

1 管理栄養士とは？

管理栄養士は、健康診断を受けた人や高齢者、病気にかかった人などに対して、栄養面からの適切な対応が求められる高度な仕事です。

具体的には、次のような仕事を行います。

① 生活習慣病などを予防するために、健康診断において栄養指導を行います。

② 介護が必要な高齢者に対して、訪問栄養指導や細やかな栄養管理を行います。

③ 病気にかかった人などに、ほかの医療スタッフと連携して、病状や体質、栄養状態に合わせた栄養管理と栄養指導を行います。

④ 大規模な施設や病院などの特定給食施設において、栄養管理を行います。

2 管理栄養士の主な職場と仕事の内容

管理栄養士の主な就職先には、高齢者福祉施設、病院などの医療機関、行政機関、学校などがあります 図1 図2 。

高齢者福祉施設 高齢者の給食管理・栄養管理を行います。入所者には1日3食、通所者には昼食を提供します。

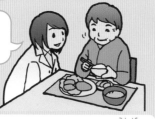

ご飯の硬さはどうですか？

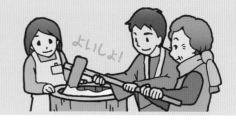

よいしょ！

高齢者には消化・吸収機能の低下や摂食・嚥下能力の低下により、栄養不足の人がいるため、栄養状態を確認して食事を提供します。

単調な生活に潤いをもたせるため、行事や誕生会などを設定し、食事に変化をもたせます。

医療機関 病気の治療や回復のために必要な食事の提供、患者の栄養管理、栄養・食事指導を行います。

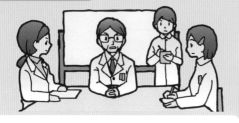

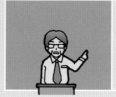

栄養状態の評価法

A…□□□□□□□□□
B…□□□□□□□□□

医師などと連携し、栄養ケア・マネジメントを行います。患者の治療方針は、NST（Nutrition Support Team：栄養サポートチーム）で話し合って決めます。

医学、薬学、臨床検査学などの知識も必要になります。最新の情報を得るため、研修会などに参加して勉強することが大切です。

図1 **管理栄養士の職場での仕事内容①**

マメ知識

NST とは？

　NST を構成するメンバーは、栄養管理に関する専門的な知識をもった医師、管理栄養士、看護師、薬剤師などの多職種からなります。

　NST は、管理をしなければ栄養の状態が悪くなってしまう患者に対して、生活の質の向上、病気の治療、感染症の予防などを目的として、個々に応じた適切な栄養管理を行います。

　NST の一員となった管理栄養士は、各メンバーから信頼される存在になれるように、日々努力することが求められます。

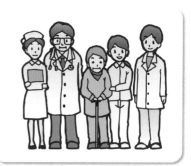

行政機関 行政機関の管理栄養士は、保健所、市町村の保健センターに勤務する公務員です。

食中毒の予防を
呼びかける資料
などをつくり、配
布します。

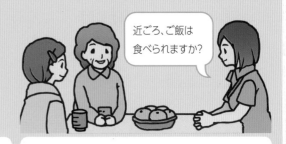

近ごろ、ご飯は
食べられますか?

保健所は、健康教育・栄養相談、食環境整備
などの公衆栄養活動を行います。
国民健康・栄養調査などの調査、市民の病気
の予防や健康増進などを行います。

保健センターは、妊婦の産前産後の栄養指導
や高齢者の健康診断や栄養指導、介護が必要
な人には自宅を訪問して栄養・食事指導を行
います。

学校 小・中学校および夜間の定時制高等学校に勤務します。職種は、学校栄養職員と栄養教諭に分けられます。

学校栄養職員

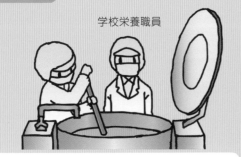

緑黄色野菜には
どんな野菜がありますか?

栄養教諭

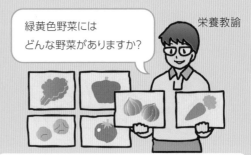

学校栄養職員は、主に学校給食の管理を行う栄
養士・管理栄養士です。学級担任のもとでは、食
育の授業を行うことができます。

栄養教諭は、栄養教諭免許を取得した栄養士・
管理栄養士で、給食管理、栄養・食事指導を行い
ます。児童・生徒や保護者への食育の推進、栄養
指導などを行います。

図2 管理栄養士の職場での仕事内容②

栄養教諭

2005(平成17)年に、「栄養教諭」が誕生しました。栄養
教諭には、右のような役割が期待されています。
栄養教諭の免許状の種類は、「専修」「一種」「二種」に分け
られ、それぞれの免許状は大学院、大学、短期大学における
所定の単位を修得することによって取得できます。
現職の学校栄養職員は、一定の在職経験があり、教育委員
会が実施する講習などで所定の単位を修得することにより、
免許状を取得できるようになっています。

① 将来にわたって健康で過ごせるよう
に、正しい食事のとり方の指導
② 教科や特別活動における指導
③ 食生活の改善や食物アレルギー・肥
満などに対する個別的な指導
④ 食に関するカウンセラー
⑤ 学校・地域・家庭の連携の調整

3 資格の取得方法

　管理栄養士国家試験の受験資格を取得するには、厚生労働大臣が指定する管理栄養士養成施設（修業年限4年の大学・専門学校）に入学する必要があります。

　その施設で所定の教育科目の単位を修得し、卒業すれば、栄養士免許が取得できると同時に管理栄養士国家試験の受験資格が取得できます図3。

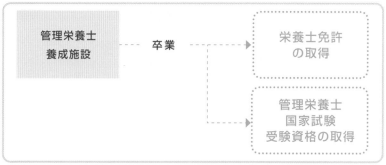

図3 栄養士免許、管理栄養士国家試験受験資格の取得の流れ

管理栄養士国家試験

　管理栄養士国家試験の受験資格を取得した人が国家試験に合格すれば、管理栄養士免許を取得できます。

　管理栄養士国家試験は、管理栄養士として必要な知識および技能について実施されるもので、1987（昭和62）年より毎年行われています。

　管理栄養士国家試験の問題は、管理栄養士国家試験出題基準（ガイドライン）に基づいて出題されます。

　試験科目9科目から200問（9科目から170問、応用力試験30問）が出題されます。

管理栄養士国家試験についてもっと知りたい！

　管理栄養士を目指す人は、管理栄養士国家試験を意識しながら、学校の授業を受けることが大切になります。以下に、管理栄養士国家試験の詳細について紹介します。

- ・試験時期……年1回（例年2月）
- ・試験地………北海道、宮城県、埼玉県、東京都、愛知県、大阪府、岡山県、福岡県、沖縄県
- ・試験科目……「社会・環境と健康」「人体の構造と機能及び疾病の成り立ち」「食べ物と健康」「基礎栄養学」「応用栄養学」「栄養教育論」「臨床栄養学」「公衆栄養学」「給食経営管理論」
- ・解答方法……選択肢から解答を選ぶマークシート方式
- ・平均合格率…近年、60％程度

4 管理栄養士養成課程で学ぶこと

管理栄養士養成課程で学ぶ科目

管理栄養士養成施設の教科は、「専門基礎分野」と高度な専門的知識や技術を習得するための「専門分野」に大きく分けられます 表1。

① 専門基礎分野…栄養学を学ぶ上で基盤となる科目です。

② 専門分野…栄養学の基礎から応用について分野別に学びます。また、給食管理についても経営的な視点に立ってより深く学びます。

表1 管理栄養士養成課程で学ぶ科目の一例

	教育内容		科目名	
専門基礎分野	社会・環境と健康		社会福祉概論 公衆衛生学概論	
	人体の構造と機能及び 疾病の成り立ち		解剖生理学 細胞生物学	生化学 病理学
	食べ物と健康		食品学 食品加工学 調理学	食品機能論 食品衛生学 調理科学
専門分野	基礎栄養学 栄養教育論 公衆栄養学 総合演習	応用栄養学 臨床栄養学 給食経営管理論 臨地実習	基礎栄養学 栄養教育論 公衆栄養学 総合演習	応用栄養学 臨床栄養学 給食経営管理論 臨地実習

教育内容は管理栄養士国家試験の9科目を指しています。
科目名は養成施設により異なります。

臨地実習について

臨地実習は、実践能力を身に付けるために重要な役割を果たすもので、必修科目とされています。

臨地実習は、管理栄養士が働く病院、介護老人保健施設、学校、事業所などの集団給食施設や保健所・保健センターで行われます。

> **"臨地実習の意義"**
>
> 管理栄養士の業務は、従来は献立・食品・栄養成分といったモノ中心の業務が行われていました。しかし、現在では、適正な食生活や健康を保持するための栄養ケアを支援するという人中心の業務が増えてきており、その実務能力を身に付けるために臨地実習が行われています。

これで、資格や学校で勉強することを理解できたかな?

はい。よくわかりました。学校に行くのが楽しみです!

2編では栄養士や管理栄養士が誕生した背景や、日本人の食文化の変化を見てみよう。

2編

食生活・食文化の基礎知識

栄養士という仕事は、
いつごろからあるんだろう?
江戸時代にもあったのかな?

今では、考えられないけど、
日本では食料が不足していた
時期があったのよ。そのころに、
栄養士が誕生したの。

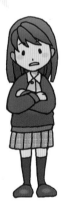
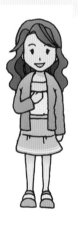

2編の内容
　1章では、江戸時代から現代までの日本人の食生活の変化を見ていきながら、栄養士や管理栄養士が誕生した背景について学習します。
　2章では、食文化と食習慣という言葉の意味を考え、行事食、郷土料理などについて学習します。
　3章では、食品の偽装表示や狂牛病、遺伝子組み換え作物、汚染食品、食物アレルギー、食品表示など、食品をめぐる問題について学習します。

1章　時代の移り変わりによる食生活の変化と栄養士の役割

1 江戸時代からの食生活の変化と栄養士の誕生

食事回数の変化

　私たちは、1日3回の食事を基本に生活しています。しかし、江戸時代中期までは1日2回だったようです。そのころ、あんどんや燭台などの明かりが使われるようになり、起きている時間や労働の時間が長くなるなど、いくつかの要因が重なり、しだいに1日3回の食事をとるようになりました。

　つまり、夜明けから日没まで、太陽の光だけを頼りにしていた生活であれば、冬などの昼が短い時期には、1日2回であったことも理解できます。ところが、今日のように部屋の明かりを深夜までつけていると、何度も間食をするようになり、これを食事として数えると、1日4回、5回となっている人がいても不思議ではありません。

　では、食事がどのように変化していったのかについて、時代背景と照らし合わせてみていきましょう。

白いご飯を食べるのは大変

　今日、ご飯といえば、多くの日本人は「白いご飯」を思い浮かべるでしょう。しかし、白いご飯は江戸時代まで貴族や参勤交代にかかわった武士、裕福な商家でしか食べられておらず、庶民の口にはなかなか入りませんでした。

　白いご飯を炊くには、材料となる白米が必要です。この白米をつくるには、高度な技術と手間が必要でした。当時は、まず稲を刈り、稲穂を天日に当てて乾燥させました。次に、穂先からもみを取り外します。このもみから硬いもみ殻をはがしたものが玄米です 図1。

　玄米を長時間かけて炊けば、**玄米ご飯**となります。玄米ご飯は、硬く、茶色っぽい色をしています。玄米の表面を磨いて、ぬか層と胚芽を取り除いたものが**白米**です。この白米を炊くことで、ようやく私たちの食卓に並ぶ「白いご飯」になるのです。

　庶民が白いご飯を最も早くから食べるようになったのは、江戸時代の江戸（東京）でした。この白いご飯は、やがて地方武士を苦しめることになります。

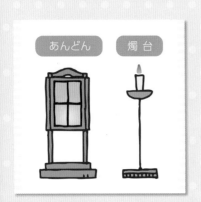

あんどん　　燭台

玄米

ぬか層

胚乳

胚芽

白米

胚乳

図1 玄米と白米

参勤交代では、地方から江戸に向かうため、大変な労働を強いられ、野営や宿に泊まりながらの長旅をします。旅が長期間になるほど、野菜や生魚を食べる機会がしだいに減ってきます。

長旅には、簡便なおにぎりが重宝しました。そして、江戸に着けば、おいしい白いご飯を食べることができました。

しかし、江戸に到着したころや江戸屋敷にしばらく滞在している間に、地方武士の体調が悪くなることがありました。しかし、任務を終えて、郷里に帰ると体調が良くなるといった謎の病気が起きたのです。

当時は、その原因が不明で、江戸に行くと体調が崩れることから「江戸患い」と呼ばれました。同様のことが大阪でも起こり、これは「大阪腫れ」と呼ばれました。

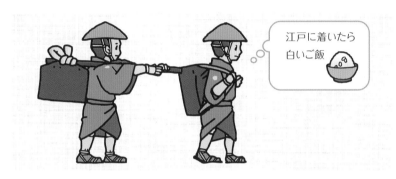

江戸に着いたら白いご飯

脚気の原因は食事にあった

この謎の病気の原因が明らかにされたのは、明治時代に入ってからです。「江戸患い」や「大阪腫れ」には、**脚気**という神経障害を表す病名が付けられました。

文明開化の明治時代に入ると、西洋文化が導入され、それまでの日本ではまれであった肉食が広まりました。いろいろなものを食べるようになると、脚気はしだいに減ってきましたが、一部の職業では改善されないままでした。

特に、軍隊（海軍）では、脚気が減ることはありませんでした。そこで、海軍の軍医であった**高木兼寛**は脚気の原因が食事にあると考え、海軍の食事改善に取り組みました。高木は、白米に大麦を混ぜ、たんぱく質が多い食事に変えました。これにより、海軍での脚気が劇的に減ったのです。この功績は、日本の栄養学の夜明けともいえるでしょう。

脚気の原因物質が判明

高木は食事の改善で脚気を減らすことに成功はしましたが、原因の特定には至りませんでした。

最初に原因を特定したのは、オランダ人のエイクマンとその弟子でした。このころ、白米を食べる習慣は世界中で見られ、脚気は日本特有の

▶ **脚気**

脚気はビタミン B_1 の欠乏により生じます。初期症状は全身倦怠感、食欲不振などですが、病気が進行すると、知覚麻痺や腱反射消失などの症状が現れてきます。欠乏の原因としては、食事からの摂取が少ない、吸収機能が低下している、体内からの排泄機能が増加しているなどが考えられます。江戸時代の脚気（「江戸患い」、「大阪腫れ」など）、明治時代の海軍や陸軍での脚気は、食事からの摂取が少ないことが原因でした。ビタミン B_1 は、穀類では玄米や小麦の胚芽、肉類では豚肉に多く含まれています。

"**脚気のチェック方法**"

膝の少し下の部分を軽くたたくと、健康な人では、足が自然に跳ね上がります（膝蓋腱反射）。この膝蓋腱反射が起こらない場合は、脚気である可能性があります。

健康な人の場合

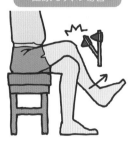

足が自然に跳ね上がります。

病気ではありませんでした。

エイクマンたちは、白米にする過程で捨てられていた米ぬかの中に脚気を予防・治癒する物質があることを突き止めました。

日本でも追究は続けられ、1910（明治43）年に**鈴木梅太郎**は米ぬかからその物質の結晶化に成功しました。鈴木は、その物質にオリザニンという名前を付けました。しかし、明治時代初期であったので、その情報が世界に伝わるまで時間がかかってしまいました。

1911（明治44）年、鈴木とほぼ同時期に研究していたフンクがその物質を**ビタミン**と名付けて世界に報じてしまいました。やがて、その物質の分子構造がわかり、**ビタミン B₁** の名前で世界中に知られることになりました。

栄養不足により、感染症が各地で発生

明治時代末期の日本では、海軍の食事から、同じものばかりを食べていると体調を崩すという情報が広まり、栄養不足が病気につながることが理解され始めました。

大正時代に入り、第一次世界大戦によって経済が発展しましたが、一般家庭の食事は、朝食はごはんにみそ汁と漬け物、昼食、夕食はごはんに野菜の煮物、塩蔵品（漬け物など）、たまに魚の干物を焼いたりしたものが加わるといった質素な食事でした。都市では主食は米だけ、または米に麦を混ぜたものが多かったのに対し、農家の場合、米は作っているものの米だけを食べるということはほとんどなく、麦、粟、稗などの雑穀を混ぜて食べることがほとんどでした。

このような食事により、栄養不足になる人が現れました。さらに、上下水道の未整備などの不衛生な環境も加わり、日本では結核、赤痢、疫病などの**感染症**が各地で発生しました。

栄養士の誕生

1919（大正8）年、内務省は国立栄養研究所を設立することを決め、**佐伯矩**が初代所長となりました。1923（大正12）年に起こった関東大震災の際には、被災者に炊き出しを行い、被災した学校で給食を出したことが評価され、これを機に栄養学校設立の気運が高まりました。

こうした時代背景を受け、1925（大正14）年に日本初の私立佐伯栄養学校が設立されました。翌年の1926（大正15）年には、初めての卒業生13名が**栄養技手**として社会に送り出されました。

これが**栄養士の誕生**の瞬間といえます。その後、佐伯は生化学、生理学、衛生学などの医系の学問から栄養学を独立させ、栄養士の育成に力を注ぎました。

2 戦後の食生活の変化と管理栄養士の誕生

戦後の食生活と栄養士への期待の高まり

　1945（昭和20）年8月、日本は終戦を迎えたものの、戦争の長期化で食料生産は著しく低下し、国民は栄養不足に悩まされていました。農村部に比べて都市部の食料不足は深刻で、栄養失調により多くの人が亡くなりました。栄養状態は以前にも増して悪化し、結核などの感染症を増加させました。

　この年、これまで不安定だった栄養技手の身分は、栄養士規則の制定により、栄養士としての身分が法的に確立されました。2年後の1947（昭和22）年には、日本国憲法施行に伴い、栄養士制度を存続・整備するための**栄養士法**が制定されました。これは、国民への栄養指導の徹底を栄養士に期待したからです。この時代、食料が不足する中で、あるものをいかに効率良く栄養素摂取に結び付けられるかが求められていました。

　1949（昭和24）年ごろになると、食料事情が少しずつ好転し、それに伴ってエネルギー摂取量は増加しました。また、動物性たんぱく質、脂肪、炭水化物などの栄養素の摂取が増加していきました 図2。

　1950（昭和25）年、栄養士法が一部改正され、栄養士養成施設での修業期間の延長や栄養士試験の受験資格に実務が課せられました。これは、栄養士の知識と技術の向上を図るためであり、引き続き、国民の栄養状態を改善することが期待されたためなのです。

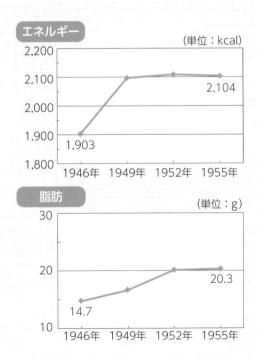

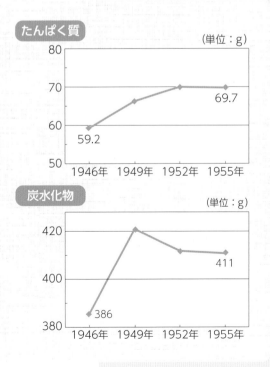

図2 エネルギー・栄養素の摂取量の変化

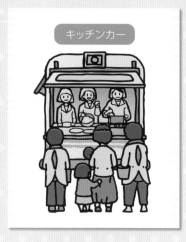
キッチンカー

キッチンカーの栄養改善運動による食生活の変化

　1955（昭和30）年代になると、それまでの栄養改善が功を奏し、エネルギーや栄養素の摂取量は緩やかに増加していきました。戦後の日本経済の回復や発展に伴い、日本人の食生活が大きく変わり始めました。

　1956（昭和31）年から1960（昭和35）年にかけて、日本食生活協会は、食生活改善のために**キッチンカー**による栄養改善運動を行いました。この運動は、日本人の食生活を変える一因となりました。

　キッチンカーには、欧風スタイルの流し、ガス台、冷蔵庫、調理器具、食器類が装備され、安くて栄養のある食事のつくり方を全国各地に広めていきました。キッチンカーの資金は、すべてアメリカから提供されました。この事業にアメリカが口を出すことはなかったのですが、唯一「指導のためにつくる献立の中に、最低一品は小麦を使ったものを入れる」ことを条件としたのです。

　アメリカの援助を受け入れた日本政府は、国をあげて小麦粉の使用を奨励しました。すなわち、米飯中心の日本本来の食生活から小麦粉を使用したアメリカ型の食生活へと方向転換したのです。アメリカの小麦使用の条件と日本政府の小麦粉を活用した栄養改善の奨励がうまくかみ合い、小麦粉は国民全体へ浸透していきました。

　キッチンカーで紹介される料理は、伝統的な日本の料理ではなく、油を使った洋風料理や中華料理でした。さらに、アメリカ飼料穀物協会による日本人の肉食推進計画により、日本人の動物性たんぱく質の供給は魚中心から肉中心へと変化し、今日の魚食離れを招いたのです 図3 。

　こうして政府主導のもと、日本人のたんぱく質や脂肪の摂取量が急速に増加していきました。

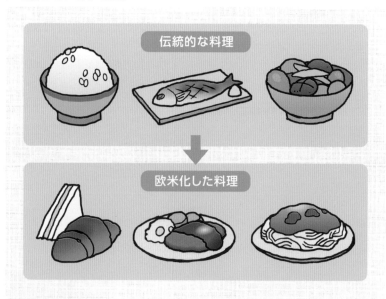
伝統的な料理

欧米化した料理

図3 **食事の欧米化**

テレビによる食生活の変化

　テレビ放送が開始されると、料理番組がいち早く放送されるようになりました。しかも、テレビ放送は、日本全国に同じ情報（献立）が流されるため、日本全国で同じ和食や洋食を食べるようになりました。このことは、良い意味でも悪い意味でも、多くの影響を与えてきました。

　良い影響としては「北海道にいても、九州の料理を知ることができる」「世界の料理を知ることができる」、悪い影響としては「日本の食卓が画一化されていった」などがあげられるでしょう。

　テレビによる影響は大きく、おやつを手づくりする家庭が減りました。おやつは、テレビのコマーシャルを見て、スーパーマーケットや駄菓子屋で買うようになったのです。

管理栄養士の誕生

　戦前の日本本来の食生活から、戦後の欧米化した食生活の急激な変化に対応するため、1962（昭和37）年に栄養士法等の一部を改正する法律が公布されました。この改正では、栄養士のうち、複雑または困難な栄養の指導業務に従事する者として、**管理栄養士**という新たな資格が設けられました。栄養士の資質の向上を図るため、新しい制度ができ、栄養士制度は栄養士と管理栄養士の2本立てになりました。

冷凍食品・レトルト食品の広がりと外食産業の全国展開

　1965（昭和40）年には、2ドア冷凍冷蔵庫や電子レンジが発売され、**冷凍食品**が家庭で利用できるようになりました。また、保存に冷凍庫や冷蔵庫が必要ない**レトルト食品**が開発され、それまでの「焼く」「煮る」といった調理方法が電子レンジで"チン"したり、湯で温めるだけで食べることができる加工食品が急速に広がっていきました。

　1970（昭和45）年にはファミリーレストランの1号店が、翌年の1971（昭和46）年にはファストフードの1号店が開店し、それ以降、急速に全国展開されていったのです。

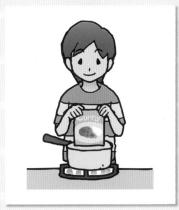

食生活の近代化がもたらした生活習慣病

　1960（昭和35）年ごろからの急速な食生活の近代化は、国民一人ひとりの栄養素等摂取量に影響を与えてきました。エネルギー摂取量には大きな変化はないものの、脂肪を多く含む食事や嗜好品が増え、脂肪エネルギー比率が増加しました。具体的には、霜降りのような脂肪を多く含む動物肉、油脂を調味料に使った加工食品の摂取量が増加していったのです。

　脂肪の過剰摂取に加え、車の普及による運動不足などの要因が重なり、**生活習慣病**（成人病）が増加していったと考えられています。

▶ **生活習慣病**
食事や運動、休養、喫煙、飲酒などの生活習慣によって発症・進行する病気の総称。肥満症、糖尿病、高血圧症、脂質異常症などがあります。以前は、成人病と呼ばれていました。

現在の栄養士免許、管理栄養士免許の取得方法については、1編を参照してください。

現行の栄養士免許・管理栄養士免許の取得方法の決定

　発症に食生活がかかわっている疾患が増加し、これらに対応するため、栄養士および管理栄養士の資質を向上させることが求められ、1985（昭和60）年に栄養士法および栄養改善法の一部を改正する法律が公布されました。この改正では、栄養士試験を廃止し、栄養士免許は厚生大臣（現厚生労働大臣）の指定した栄養士養成施設を卒業すれば与えられることになりました。

　管理栄養士は、それまで管理栄養士養成施設を卒業すれば管理栄養士の登録資格を与えられていましたが、それが廃止され、管理栄養士国家試験を受けて合格した者だけに登録資格が与えられることとなりました。

女性の社会進出と食の外部化

　1988（昭和63）年以降になると、一部の日本人は栄養素などが適正範囲を上回るようになりました。日本人の食生活は、かつての栄養不足から過剰栄養、偏食の時代へと変貌していったのです。

　日本人の食生活の変化は、食環境の変化だけでなく、さまざまな要因が重なり合って起こりました。例えば、女性の社会進出もその要因の１つです。

　1970年代後半から働く女性が増加し始め、1984（昭和59）年には共働きの家庭の女性の割合が専業主婦を上回りました。家庭で食事をつくっていた女性の社会進出が食の外部化を促したと考えられています。

　さらには、加工食品産業の発展、技術革新により、「安く」「おいしく」「簡単に」をスローガンとして家庭の食卓に並べることができる調理済み食品や冷凍食品なども著しく増えてきました。

　1987（昭和62）年には、食品を簡単に温めることができる電子レンジを保有する世帯が50％を超えたことも、食の外部化を推し進めてきた要因とみられています 図4 。

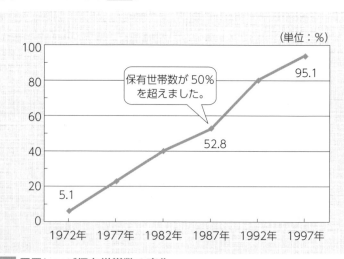

図4 電子レンジ保有世帯数の変化

> ### 惣菜・弁当の充実と中食の広がり

外食などの利用による食にかかわる時間の短縮は、そのほかの国内生産に人員を向けることに結び付き、日本が経済大国に成長する原動力になったといえます。加工食品やレトルト食品などと並んで外食化に寄与してきたのがファミリーレストラン、ファストフード店の全国展開です。

家庭でつくって食べるより、買って食べるほうがお金はかかるのですが、現代の忙しい社会では時間が優先され、食の外部化率が増加していったと考えられています 図5 。

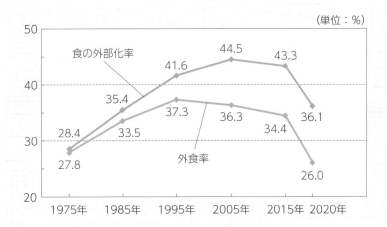

図5 **外食率・食の外部化率の変化**

特に、長引く不況により、家庭の収入が減ってくると、外食をせずに、家庭でつくったものと同じような惣菜・弁当を買い、家に持ち帰って食べるという**中食**が進んできました。

今日では、どこに行ってもコンビニエンスストアがあり、人口が多い地域ではスーパーマーケットがあり、さらにハンバーガー、回転ずし、牛丼などのファストフード店が建ち並んでいます。

次のページの 表1 に、近年の食生活の変遷を年表にまとめました。

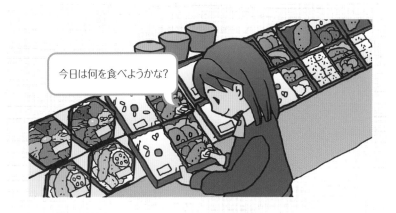

新型コロナウイルスの影響により外食率が減少したことで、外部化率も減少しました。中食の占める割合には大きな変化はありません。

表1 近年の食生活の変遷

	商品の発売	食にかかわる店舗の出店	家電の発売・番組の放送など
1952(昭和27)年	「お茶漬け海苔」(永谷園)の発売	京樽1号店の開店	一般家庭向けの小型冷蔵庫の発売
1955(昭和30)年			自動式電気釜の発売
1956(昭和31)年			台所用合成洗剤の発売
1957(昭和32)年	瓶入りコカコーラが国内で生産・販売	ダイエー1号店が開店	「きょうの料理」(NHK)の放送開始
1958(昭和33)年	「チキンラーメン」(日清食品)の発売		
1960(昭和35)年	インスタントコーヒー(森永製菓)の発売		
1961(昭和36)年	「マーブルチョコレート」(明治製菓)の発売		フリーザー付き冷凍冷蔵庫の発売
1962(昭和37)年	「ポテトチップス」(湖池屋)の発売 「アーモンドチョコレート」(明治製菓)の発売		
1963(昭和38)年	「バーモントカレー」(ハウス食品)の発売		「3分クッキング」(日本テレビ)の放送開始
1965(昭和40)年			食器洗い用スポンジの発売 2ドア冷凍冷蔵庫の発売 家庭用電子レンジの発売
1968(昭和43)年	「ボンカレー」(大塚食品工業)の発売		
1970(昭和45)年	大阪万博で缶入りのコーヒーの発売	大阪万博にケンタッキーフライドチキンが出店 ファミリーレストラン1号店が開店	
1971(昭和46)年	「カップヌードル」(日清食品)の発売	マクドナルド1号店が開店 ミスタードーナツ1号店が開店	
1972(昭和47)年		モスバーガー1号店が開店	
1974(昭和49)年		セブン-イレブン1号店が開店	
1975(昭和50)年		ローソン1号店が開店	
1976(昭和51)年		ほっかほっか亭1号店が開店	
1980(昭和55)年	国産のスポーツドリンク「ポカリスエット」(大塚製薬)の発売		
1987(昭和62)年			自動食器洗浄機の発売 電子レンジの普及率が50%を超える
1989(平成元)年	生タイプの即席めんの登場		
2010(平成22)年			米から米粉パンをつくる製パン機の発売

3 現代の食の問題と栄養士に求められる役割

栄養状態の多様化・複雑化

　日本は温帯に位置し、四季があるため、いろいろな食材を田畑や海から得ることができ、それを家庭で調理して食べてきました。しかし、外食や中食、加工食品に依存するようになると、その栄養を把握することが難しくなり、単純に「栄養不足」または「栄養過剰」とはいえなくなっています。

　例えば、「栄養素的に複数の過剰症を起こしている」「一部の栄養素の過剰症と一部の栄養素の欠乏症が合併している」など、多様化・複雑化した栄養状態がみられています。

　家庭で食材から調理していれば、栄養素の過不足を発見しやすいのですが、外食や中食がさらに増えていくと、さまざまな栄養状態が現れることが予想されます。

栄養素はいろんな種類があるけど、どれも不足したり、とり過ぎたりしてはいけないんだね。

現代の栄養士に求められる役割

　戦後のような食料が不足している時代には、人々に効率良く栄養素摂取を指導することが求められました。しかし、エネルギーや栄養素などの摂取が過剰になり、生活習慣病が増加してくると、それらの病気に対応した食事療法を行うことが求められるようになってきました。

　さらに、生活習慣病にならないように、健康を保持するための食べ方も指導する食育活動も強く求められるようになりました。

　食生活の変化とともに、栄養士には常に資質の向上が求められ、制度の改正が行われてきました。今後も食が関係する病気の患者数が増えることが予想され、栄養士の資質の向上が求め続けられていくでしょう。

　病気を治療するための食事も大切ですが、病気にならないための食事を人々に伝えていくことが、今後は大切になっていきます。食べ物があふれている現代においては、将来の健康をも考えて、「何を」「どれくらい」「どのようにして」食べるかを、自分で考えなければなりません。

　このため、小学校などでは、栄養教諭がしっかりと食について教育することで、子どもたちが生活習慣病にならないように成長していくことが望まれています。

　栄養士の重要な仕事は、必要なエネルギーや栄養素が過不足なく含まれたおいしい食事を人々がとれるように指導することです。そのため、栄養士が学ぶ栄養学は、単なる栄養素学ではなく、生理学、生化学、食品学、調理学、心理学、経済学など、一人ひとりが健康に生活するために必要な知識と実践を兼ね備えた学問なのです。

あなたの食生活は？

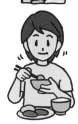

2章 食文化と食習慣

1 食文化・食習慣という言葉の意味を考えてみよう

食文化という言葉の意味を考えてみよう

日本において、「食文化」という言葉は、いつごろから使われ始めたのでしょうか？

1998（平成10）年発行の広辞苑第五版で「食文化」を引いてみましたが、掲載されていませんでした。次に、10年後の2008（平成20）年発行の広辞苑第六版で引いてみると、「食に関する文化。食材・調理法・食器・食べ方などにまつわる文化」と明記されていました。

つまり、食文化とは「食」と「文化」が融合された新しい言葉であるといえます。

一方、農林水産省は、食文化を「人間は食事をするにあたり、ただ食べるのではなく、よりおいしく、よりバランス良く、より美しく飾り付けて食べるため、さまざまな工夫（食材、調味料、調理方法、食器、マナーなど）をしていること」と説明しています。

私たちの食事における一連の行動が日本人の食文化

私たちは、生きていくために必要な栄養素を体内に取り入れなければなりません。そのために、野菜や果物などをつくって収穫したり、魚や貝などを漁獲しています。そして、おいしく安全に食べることができるように、調理（加工）し、できあがった料理を食器に盛り付けます。食卓に並んだ料理に感謝し、手を合わせて「いただきます」の一言を添え、箸で食べ物を口に運びます。

この当たり前のように繰り返されてきた一連の行動が、長い年月を経て受け継がれてきたこと自体が「食文化」であるといえるでしょう。

つまり、単に食べ物を口に運ぶだけではなく、「いただきます」と挨拶をしたり、素手ではなく箸を使って食べることなどが、日本人特有の食文化といえるのです。

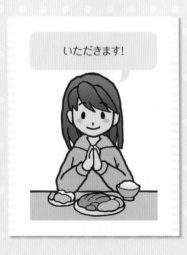

いただきます!

食習慣という言葉の意味を考えてみよう

「食文化」と似た言葉に「食習慣」があります。食習慣とは、どういった意味があるのでしょうか？

「食習慣」を広辞苑第六版で引いてみると、「日常の食事に関する習慣」と明記されています。つまり、食習慣とは、日常生活の食に関する行動であり、ほとんど意識することなく、繰り返し行われるものといえます。

日本人の食習慣には、次のものがあります。

① 1日の食事回数は、朝・昼・夕の3回。

② 食事の前には「いただきます」、食事の後には「ごちそうさま」と挨拶をします。

③ 箸を使って食べます 図1 。

④ 箸を持っていないほうの手で茶碗、汁椀（大きな食器以外）を持ちます。

⑤ 和食の汁物は、椀に直接口をつけて飲みます（スプーンで口に運ぶことはしません）。

さらに、食習慣には、親にしつけられたり、ことわざのように使われている次のものも含まれます。

⑥ 好き嫌いをしません。

⑦ 薄味を心がけます。

⑧ 夜遅くには食べません。

⑨ 腹八分目にします。

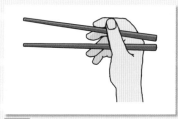

図1 箸の持ち方

食文化と食習慣の違い

日常生活の食に関する行動で、ほとんど意識することなく繰り返し行われ、受け継がれてきたことは、食習慣であるとともに食文化といえます。しかし、病気の予防や回復を目的とした食事が習慣化されても、食文化とはいえません。

食文化とは、病気とは直接関係がなく、日々繰り返し食べられる食事であり、季節や行事に合わせて食べられる食事、さらには一生で一度しか食べることができない食事などのことをいいます。さらに、地形・季節などの自然環境、政治・宗教などの社会の影響を受けて形成された食のスタイルも継続しているのであれば食文化といえます。

刺し箸

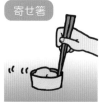
寄せ箸
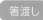

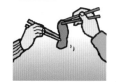
箸渡し

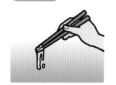
涙箸

マメ知識

食文化と食事作法

箸で食べること、汁椀を手に持って食べることは、食習慣であり、食文化となっています。しかし、食文化は正しい作法で行われているものに限られます。

箸で食べ物を突き刺す（刺し箸）、箸で器を引き寄せる（寄せ箸）、箸から箸へと食べ物を渡す（箸渡し）、箸の先から汁をたらしながら料理を取る（涙箸）、食べるものに迷い、箸を持ったままあちこち動かす（迷い箸）、器の中から食べたいものを探って出す（探り箸）、汁椀を置いたまま直接口をつけて食べる（犬食い）ことは、無作法とされています。

2 日本の食文化はどのようにして育まれてきたか

▶▶ 地形によって育まれた食文化

　日本列島は海に囲まれており、暖流と寒流が流れ、その流れに乗って多くの魚介類が集まってきます 図2 。こうした海に囲まれ、新鮮な魚介類が手に入る環境が日本人特有の**生食文化**を生んだと考えられています。

　たくさんの魚などが獲れたときには、それを保存するために、日干しや塩蔵という貯蔵技術が発達してきました。生食のおいしさに加え、貯蔵や加工することで日本でしか見られない独特の技術や食文化を育んできたのです。

　また、日本列島独特の地形も食文化に影響を与えてきました。日本列島を形づくっている山や川は、山菜、きのこ、木の実を自生させ、多種の淡水魚を育てています。山菜や川魚を食べることも、日本固有の食文化に含まれます。

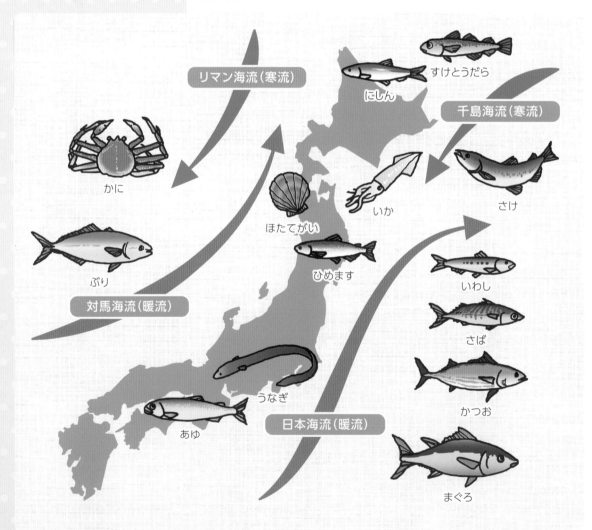

図2 日本列島を流れる暖流・寒流と魚介類

▶ 季節（四季）によって育まれた食文化

　日本には、春夏秋冬の四季があります。その季節にしか捕れない魚や収穫できない野菜、果物、山菜、きのこ、木の実などがあります。それを表した時季が「旬」という言葉です。日本料理には、旬の食材を活用した料理が多くあります（食材の旬については、p.94 を参照）。

　日本には、新鮮な旬のものを食べる食文化もありますが、旬の時期にたくさんとれた収穫物を保存食などにして、旬の時期以外に食べる食文化もあります。

▶ 伝統行事とともに育まれた食文化

　日本には、季節ごとに多くの**行事食**があります 表1 。行事食は、伝統行事とともに育まれてきた特有の食文化となっています。

表1 行事食

1月	正月…とそ、雑煮、おせち 七日…七草がゆ 鏡開き…おしるこ、小豆がゆ	7月	七夕…そうめん 土用の丑の日…うなぎの蒲焼き
2月	節分…福豆	8月	お盆…精進料理
3月	桃の節句（ひな祭り）…ちらし寿司、 　はまぐりの吸い物、ひなあられ、ひし餅 彼岸…ぼたもち	9月	十五夜…月見だんご、さといも 彼岸…おはぎ
4月	花祭り…甘茶	11月	七五三…千歳あめ 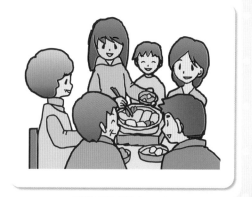
5月	端午の節句…ちまき、柏餅	12月	冬至…かぼちゃ 大晦日…年越しそば

家庭の味は立派な食文化

　家庭でも、何代も続けられている食文化があります。しかし、食品の流通などの発達により、家庭で調理をしなくても食事ができる時代となりました。加工食品や冷凍食品を頻繁に利用すると、これまで続けられてきた家庭の食文化が薄れていき、北海道から沖縄までのどの家庭の味も均一化されてしまいます。

　本来、家庭の味は各家庭で生み出されるものです。家族の絆も、家庭の味を通して深まります。「外で食べたほうがおいしい」ということにならないように、家庭の味を守ることが食文化の継承となるのです。

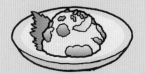

きらすまめし

天保の改革で倹約令が出されたとき、余りものの刺身の切れ端とおから（豆腐の絞りかす）を和えて味付けしました。

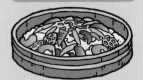

バラずし（祭りずし）

備前岡山藩主は、「食膳は一汁一菜にするように」というお触れを出しました。庶民は、すし飯の中に具材を混ぜ込んで見えなくしました。

図3 きらすまめし（大分県）、バラずし（祭りずし）（岡山県）

▶ きらすまめし
「きらす」とはおから、「まめし」とはまぶすという方言です。
「きらすまめし」とは、おからをまぶしたものという意味になります。

"精進料理の3つの基本"
精進料理は、「五味」「五法」「五色」を基本とし、野菜、いも、大豆などの素材の味を引き立たせた料理です。これらは、日本の食文化に大きな影響を与えてきました。
①五味…甘味、酸味、塩味、辛味、苦味の5つの味。
②五法…煮る、焼く、蒸す、揚げる、生食の5つの調理法。
③五色…赤、青（緑）、黄、黒、白の5つの食材の色。

"凍り豆腐の誕生"
冬山で修行中の僧侶が寒さで凍った豆腐を溶かして食べたところ、食感が変わっていました。この豆腐を凍り豆腐、または修行の山 高野山にちなんで高野豆腐と呼ばれるようになったといわれています。

社会情勢によって生まれた食文化

江戸時代にさかのぼると、権力者が質素・倹約を強いた時代がありました。質素・倹約を強いられた庶民は新たな食文化を生み出しました 図3。

① 質素な料理…「きらすまめし」（大分県臼杵）のように、本来であれば捨てられる食材を活用した質素な料理が生まれました。

② 質素に見せかけた料理…日々の労働をねぎらったり、五穀豊穣を願うために、全国各地で日本固有の祭りが行われていました。

祭りといえば、豪華な食事が連想されますが、質素・倹約が強いられていた時代では、監視の目をくぐり抜けるため、「バラずし（祭りずし）」（岡山県）のような質素に見せかけた料理が考え出されました。

宗教による食文化（p.34のマメ知識も参照）

宗教と食の関係では、イスラム教では豚を、ヒンドゥー教では牛を食べることが禁じられています。このように、特定の食材を食べることが禁じられていることも、1つの食文化として捉えることができます。

日本において、かつて仏教では、生き物を殺すことが禁じられていたので、肉や魚を食べることができませんでした。そして、そのような食材を使用しない**精進料理**という独特の食文化が生み出されました。

その土地ならではの郷土料理

今日では、交通の便や流通網が発達し、日本のどこに住んでいても、遠方の食材を手に入れたり、食べることができます。しかし、それ以前は、その土地ならではの食材しか食べることができませんでした。そのため、長い歴史的な営みの中で、その土地特有の料理が生まれ、受け継がれてきました。このような料理を**郷土料理**といいます 図4。郷土料理は、その地域でしか見ることができない食文化であり、多く残っています。

甲信越・東海

新潟…のっぺ
長野…野沢菜漬け
岐阜…朴葉みそ
静岡…麦とろ
愛知…きしめん

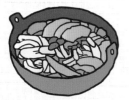

山梨…ほうとう

中国

岡山…ままかりの酢漬け
島根…出雲そば
広島…かきの土手鍋
山口…いとこ煮

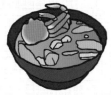

鳥取…親がにのみそ汁

東北

青森…せんべい汁
岩手…わんこそば
宮城…ずんだもち
山形…いも煮
福島…引き菜もち

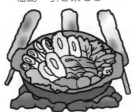

秋田…きりたんぽ

北陸

石川…治部煮
福井…へしこ

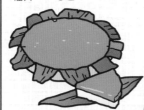

富山…ますずし

北海道

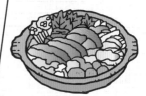

北海道…石狩鍋
　　　　ジンギスカン

関東

栃木…しもつかれ
群馬…おっきりこみ
茨城…水戸納豆
千葉…なめろう
埼玉…きんとん
神奈川…ねぎま汁

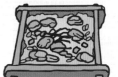

東京…深川めし

近畿

三重…手こねずし
滋賀…ふなずし
京都…しば漬け
大阪…船場汁
和歌山…なれずし
兵庫…出石そば

奈良…柿の葉ずし

四国

香川…讃岐うどん
徳島…そば米雑炊
愛媛…たい飯

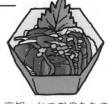

高知…かつおのたたき

九州・沖縄

福岡…がめ煮
佐賀…がん漬け
長崎…ちゃんぽん
大分…だんご汁
宮崎…冷や汁
鹿児島…薩摩汁
沖縄…チャンプルー

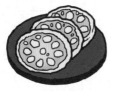

熊本…辛子れんこん

図4 郷土料理

3章 食品をめぐる問題

1 近年、起こった食品をめぐる問題

近年の食品をめぐる問題には、食中毒、農薬混入、偽装表示、遺伝子組換え作物、残留農薬・放射性物質・細菌などによる汚染食品、食物アレルギーなど、さまざまなものがあります。

2011（平成 23）年より、ニュースで扱われた食品をめぐる問題の一例を 表1 に示します。

表1 近年の食品をめぐる問題

	食品をめぐる問題
2015（平成27）年	日本で初めてエナジードリンクに含まれるカフェインの過剰摂取での死亡例が報告される。
2016（平成28）年	食品廃棄業者が賞味期限切れのビーフカツを横流ししていたことが発覚。
2022（令和4）年	中国産アサリの産地偽装が発覚。
2022（令和4）年	回転ずしチェーンで景品表示法に違反する行為が認められる。
2022（令和4）年	佃煮店が売れ残った商品を新たな材料と混ぜて出荷していたことが発覚。

2 食品をめぐる問題の特徴と対策

偽装表示

食品には、「原材料名」「内容量」「消費期限」「保存方法」「製造者」「栄養成分表示」「アレルギー表示」などの表示が義務化されています。これらの表示は、消費者が商品を選択するときの商品情報として重要であり、正しい情報が表示されていることが必要です。2016（平成 28）年に使用期限切れの食品の流通が発覚しています。

遺伝子組換え作物

遺伝子組換え作物とは、人の生活に役立つ遺伝子を活用した作物のことをいいます。

例えば、除草剤を分解する酵素の遺伝子（除草剤によって枯れない遺伝子など）を作物の遺伝子に組み込めば、除草剤をまいても枯れない作物ができます。また、昆虫に対して毒性を示すたんぱく質をつくる遺伝子（作物を食い荒らす昆虫が食べると死ぬ遺伝子など）を作物の遺伝

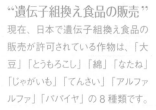

"遺伝子組換え食品の販売"
現在、日本で遺伝子組換え食品の販売が許可されている作物は、「大豆」「とうもろこし」「綿」「なたね」「じゃがいも」「てんさい」「アルファルファ」「パパイヤ」の 8 種類です。

に組み込めば、害虫に強い作物ができます。このように、遺伝子組換え
によって、目的に適した作物の栽培ができるようになります。

　こうして栽培された作物は、従来の作物にはなかった新しい遺伝子が
組み込まれているため、不安を感じる人が多いでしょう。しかし、今の
ところ、人体には影響がないとされています。

汚染食品

　食品の汚染にかかわるものとしては、残留農薬、放射性物質、細菌な
どがあります。食品の汚染が厄介なのは、外見・臭いが変わらず、見た
だけでは確認できないからです。それだけに汚染された食品が出回って
しまったときには、発見が難しくなります。

　残留農薬の問題として、国外から野菜を輸入する場合、野菜の種類に
よって農薬の使用量の制限が異なるなど、扱いが難しい点があります。

　近年、検疫において、輸入された野菜から使用が許可されていない農
薬が検出されたり、日本の基準値以上の農薬が検出されることがあり、
問題となっています。

食物アレルギー

　多くの人で全く異物反応を示さない食品であっても、特定の人では食
品に含まれる物質を異物（抗原）と認識してしまうことがあります。こ
のような人の体では、異物を排除するために抗体を産生し、**アレルギー
症状**が起こる場合があります。乳幼児では、卵や乳製品が**アレルゲン**と
なることが多く、これらは加工食品に多用されているため、2002（平成
14）年から加工食品に原材料の表示が義務付けられました 表2 。

　しかし、アレルゲンは、表示が義務付けられている食品や表示が奨励
されている食品以外にもあり、多様化しています。

　近年では、食べなくても、石けんに含まれているわずかな小麦成分に
よって食物アレルギーが引き起こされることがわかりました。また、一部
の人では人工甘味料が食物アレルギーの原因となるなど、食物アレルギー
は深刻な問題となっています。

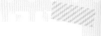

▶アレルゲン
体内に入ったときに異物と認識され、
アレルギー症状を引き起こす物質。
卵や小麦のような食品のほかに、
花粉やハチの毒などが知られていま
す。

表2 加工食品の原材料表示対象食品

	表示の対象となる食品	表示が求められる理由
表示が義務付けられている食品 （7品目）	卵、乳、小麦、えび、かに	発生件数が多いため。
	そば、落花生（ピーナッツ）	症状が重くなることが多く、生命にかかわるため。
表示が奨励されている食品 （21品目）	アーモンド、あわび、いか、いくら、さけ、さば、オレンジ、キウイフルーツ、バナナ、もも、りんご、牛肉、鶏肉、豚肉、ゼラチン、カシューナッツ、くるみ、ごま、大豆、まつたけ、やまいも	過去に一定頻度で発症が報告されたもの。

食品ロスとは、まだ食べられるのに捨てられる食品のことです。

日本では、年間500万トン以上の食品がまだ食べられるのに捨てられており、その半数が家庭で起こっています。しかし、家庭では個人個人が買い過ぎない、作り過ぎないように心がけることで削減できそうです。

フードマイレージ（food mileage）を訳すと、食料の輸送距離という意味になります。

食料を輸送する際にトラック、貨物列車、飛行機、船を使いますが、それらから排出される二酸化炭素がどれくらい環境へ負荷をかけているかを定量的に把握するための指標となる言葉で、次の式で計算されます。

$$食料の輸送量（トン）\times 輸送距離（km）$$

二酸化炭素量を直接示す数値ではありませんが、この数字が大きいほど環境への負荷が大きくなることは想像できますね。

日本は食料自給率が低く、食料の多くを輸入に頼っているので、フードマイレージは大きくなります。

フードマイレージを小さくするためには国産の食料、特に地元産の食料を用いることです。このことは、環境への負荷を小さくし、食料自給率を高くすることに繋がります。

3 食品表示と保健機能食品

新しくなった食品表示基準

私たちのまわりには、たくさんの食品に関する表示があります。表示の内容には、法律で義務付けられていることとは別に、事業者が消費者に伝えたいことがあります。

法律で義務付けられている内容には、アレルギーの原因物質、消費期限や保存方法など「食の安全」に関する情報と原材料、原産地など商品を選ぶ際に必要な情報があります。それが、食品表示法です。

食品の表示は、栄養士や管理栄養士にとってとても重要な情報になります。

特定保健用食品

特定保健用食品は、からだの生理機能などに影響を与える保健機能成分が含まれ、その成分による用途を表示して販売される食品です。販売するためには、事業者は食品に含まれる成分の有効性や安全性などについて国の審査を受けなければなりません。国から許可が出ると、表示すべき事項と 図1 のような許可マークを付けて販売されます。

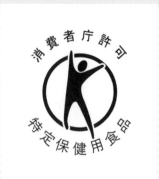

図1 特定保健用食品のマーク

栄養機能食品

栄養機能食品とは、栄養成分を補給するために、その栄養成分の機能を表示して販売される食品です。販売するために国への申請や届け出の必要はありませんが、国が決めた栄養成分が一定の基準量含まれていなければなりません。その条件を満たせば、その成分の機能を国が定めた表現で表示することができます。

機能性表示食品

これまで機能性が表示できる食品は、先に示した「特定保健用食品」と「栄養機能食品」でしたが、平成27（2015）年に機能性食品表示制度が創設され、「機能性表示食品」が加わりました。

科学的根拠に基づいた食品の機能性（「おなかの調子を整えます」「脂肪の吸収をおだやかにします」など）を事業者の責任で表示できるものです。対象となる食品は生鮮食品を含む多くの食品（一部除く）です。機能性を表示した商品を販売する前に、事業者は消費者庁に必要事項を届け出ることになっています。「特定保健用食品」では、国による安全性や機能性の審査が行われますが、「機能性表示食品」では行われません。

いわゆる健康食品

「健康食品」という言葉を耳にすることが多いと思いますが、法律上の定義はありません。

一般的に健康の保持・増進に役立つ食品のことを健康食品としています。その中で、国が定めた栄養成分が一定の基準量含まれる場合、その機能を表示できる保健機能食品と機能性が認められない「いわゆる健康食品」に区分することができます 表3 。栄養補助食品、健康補助食品などの名称で販売されている機能性の表示がない食品が該当します。

表3 食品の区分

特定保健用食品（国の審査あり）	栄養機能食品（国の審査なし）	機能性表示食品（国の審査なし）	いわゆる健康食品
保健機能食品 機能性が表示できる			一般食品 機能性が表示 できない

宗教からみた食文化

　日本でも昔は仏教の影響を受け、肉を食べることはほとんどありませんでした。たんぱく源は大豆や魚でした。今では行事のときか修行の場でなければ、肉を食べるようになりました。しかし、世界には今もなお宗教により禁じられている食を一切口にしない食生活を送っている人たちがいます。そんな人たちが日本へ観光、ビジネス、勉強などを目的にやって来ます。

　多様な食文化・食習慣をもつ外国の方が日本での滞在期間中、食事を安心して美味しく召し上がっていただくための方法や外国人の食文化・食習慣を解説した「多様な食文化・食習慣を有する外国人客への対応マニュアル～外国人のお客様に日本での食事を楽しんでもらうために～」が国土交通省のホームページからダウンロードできます。

　そこには、宗教によって禁止されている食品が掲載されています。

宗　教	禁止されている食品
イスラム教	豚、アルコール、血液、宗教上の適切な処置が施されていない肉
仏　教	一部ではあるが肉全般、一部ではあるが牛肉、一部ではあるが五葷（にんにく、にら、らっきょう、たまねぎ、あさつき）
キリスト教	一部ではあるが肉全般、一部ではあるがアルコール類、コーヒー、紅茶、お茶、たばこ
ユダヤ教	豚、血液、いか、たこ、えび、かに、うなぎ、貝類、うさぎ、馬、宗教上の適切な処理が施されていない肉、乳製品と肉料理の組合せ
ヒンドゥー教	肉全般、牛、豚、魚介類全般、卵、生もの、五葷（にんにく、にら、らっきょう、たまねぎ、あさつき）
ジャイナ教	肉全般、魚介類全般、卵、根菜・球根類などの地中の野菜類、はちみつ

　これを見ると、禁止食品があまりにも多く、たんぱく質は不足しないのか、と余計な心配をしてしまいます。が、そんなことより、この食文化が大切なのです。

栄養士が生まれた背景や、栄養士に求められていることなどがよくわかりました。

3編では小学校、中学校で習ったことを思い出しながら復習するわよ。

3編

栄養の基礎知識

小・中学校の家庭科の内容
は覚えてる?
これらの内容は、栄養学の
基礎だから大切なのよ。

う～ん。
何を勉強したっけな～?
でも、食べ物には興味が
あるので、がんばります!

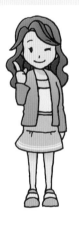
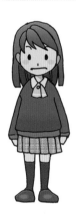

3編の内容

　1章では、「五大栄養素」「6つの基礎食品」「食品成分表」「食事摂取基準」など、
小学校や中学校の家庭科で学んだことを復習します。また、ご飯の炊き方やみそ汁の
つくり方も載っているので、チャレンジしてみましょう。

　2章では、炭水化物・脂質・たんぱく質・ビタミン・ミネラルの構造やはたらきに
ついて学習します。これから学校の授業で学ぶ基礎となるので、しっかり覚えましょう。

1 食事の役割

私たちは、なぜ毎日食事をとっているのでしょうか?

食事には、単に「空腹を満たす」「食欲を満たす」だけではなく、次のような大切な役割があります 図1。

① 生命や健康を保持・増進し、体づくりや活動のエネルギー源になります。

② 食事を通して人と人が楽しくかかわり、和やかな気持ちでコミュニケーションをとることができます。

③ 朝・昼・夕の規則正しい食事が生活のリズムをつくります。朝食を食べることによって、体が活動するための準備が整います。

④ 地域の特産物を用いた料理や郷土料理をつくったり、味わったりすることで、食文化を伝承することができます。

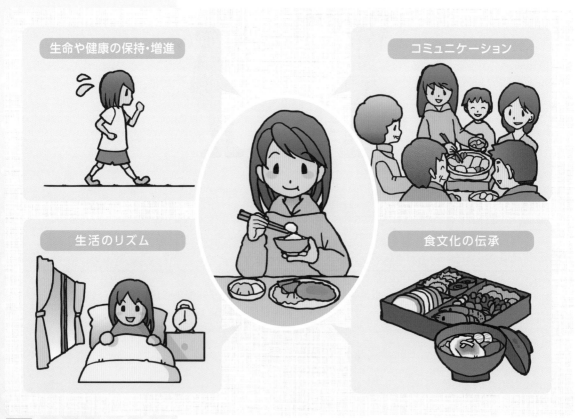

生命や健康の保持・増進

コミュニケーション

生活のリズム

食文化の伝承

図1 食事の役割

2 栄養素の種類とはたらき

健康な体をつくる3つの基本

食事は、人の血、肉・骨になるだけではなく、心も育てます。

体に良い食べ物を選び、良い食べ方をして、そして良い食習慣を身に付ければ、病気になりにくく、肉体的・精神的・社会的にも、健康な体をつくることができます。

このような健康な体をつくるには、「栄養」「運動」「休養」の3つが大切です 図2。

① 栄養バランスのとれた食事をすること。⇒ 栄養

② 適度な運動をすること。⇒ 運動

③ 十分な休養をとること。⇒ 休養

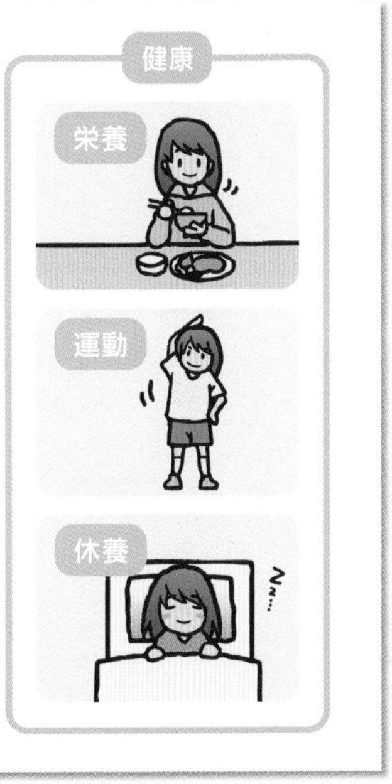

栄養と栄養素

私たちは、食べ物を消化し、生きていくために必要な成分を吸収して、エネルギーにしたり、体をつくったり、体の調子を整えたりしています。

このような体内でのはたらきを**栄養**といい、食べ物に含まれる成分を**栄養素**といいます。

栄養素の種類とはたらき

栄養素は、はたらきや性質の違いから、**炭水化物**、**脂質**、**たんぱく質**、**ビタミン**、**ミネラル（無機質）**に分けられます。これらの5つの栄養素は、**五大栄養素**と呼ばれています。

そのうち、炭水化物、脂質、たんぱく質はエネルギーを産生する栄養素で、体内で消化・吸収されてエネルギーとなったり、体を構成したりします。炭水化物、脂質、たんぱく質、ビタミン、ミネラルは、 図3 のようなはたらきをもっています。

図2 **健康な体をつくる3つの基本**

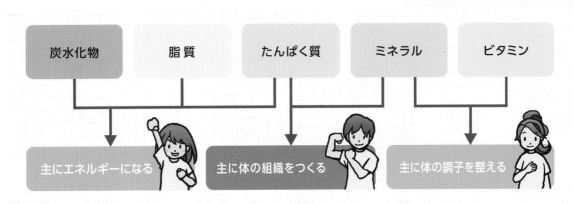

| 炭水化物 | 脂質 | たんぱく質 | ミネラル | ビタミン |

| 主にエネルギーになる | 主に体の組織をつくる | 主に体の調子を整える |

図3 **五大栄養素の体内での主なはたらき**

3 6つの基礎食品

栄養バランスがとれた食事が大切

　毎日の食事は、いろいろな食品を用いてつくられますが、それらにはさまざまな栄養素が含まれています。このため、食品をバランス良く組み合わせた食事をすることが大切です。

　中学校では、栄養バランスがとれた食事を考えるとき、「6つの基礎食品」などを用いて、食品を分類しました。これについて復習していきましょう。

6つの基礎食品

　6つの基礎食品とは、三大栄養素、ミネラル（カルシウム）、ビタミンA・Cのうち、どの栄養素を多く含むかによって、食品を1群から6群の6つのグループに分けたものです 図4。

　① 　1群…「たんぱく質」を多く含む食品群で、魚・肉・卵・豆・豆製品が該当します。

　② 　2群…「ミネラル（カルシウム）」を多く含む食品群で、牛乳・乳製品・小魚・海藻が該当します。

　③ 　3群…「ビタミンA（β-カロテン）」を多く含む食品群で、緑黄色野菜が該当します。

　④ 　4群…「ビタミンC」を多く含む食品群で、緑黄色野菜以外の野菜・果物が該当します。

　⑤ 　5群…「炭水化物」を多く含む食品群で、米・パン・めん・いも・砂糖が該当します。

　⑥ 　6群…「脂質」を多く含む食品群で、マヨネーズやバターなどの油脂が該当します。

　これらを体内での主なはたらきごとにまとめると、1群・2群は「主に体の組織をつくる食品」、3群・4群は「主に体の調子を整える食品」、5群・6群は「主にエネルギーになる食品」となります。

　6つの基礎食品を過不足なく組み合わせて食べることによって、栄養バランスがとれた食事となります。

食品群別摂取量のめやす

　食品群別摂取量のめやすとは、1日に必要なエネルギー量や栄養素等量を満たすために、どの食品をどれだけ食べたらよいのかを示したものです。

　食品群別摂取量のめやすでは、食品はいくつかの食品群に分けられ、これらの食品群の1日の摂取量のめやすがわかりやすくまとめられています。

主に体の組織をつくる	**1群** 魚・肉・卵・ 豆・豆製品	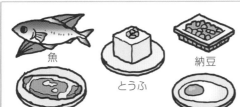 魚　　納豆 とうふ 肉　　卵	・良質なたんぱく質が含まれています。 ・毎日の食事で主菜となります。 ・脂質、カルシウム、鉄、ビタミンA、ビタミンB₁、ビタミンB₂なども含まれています。
	2群 牛乳・乳製品・ 小魚・海藻	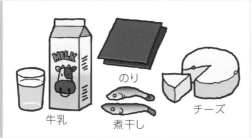 のり 牛乳　煮干し　チーズ	・牛乳・乳製品は、カルシウムの供給源として重要です。また、良質なたんぱく質、ビタミンB₂も含んでいます。 ・小魚類は、たんぱく質、カルシウムを含んでいます。
主に体の調子を整える	**3群** 緑黄色野菜	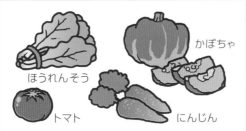 かぼちゃ ほうれんそう トマト　にんじん	・緑黄色野菜は、赤色や緑色など、濃い色をしている野菜です。厳密には、100 g中に600μg以上のβ-カロテンを含むものをいいます。 ・ビタミンC、カルシウム、鉄なども含んでいます。
	4群 その他の野菜・ 果物	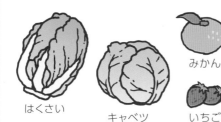 みかん はくさい　キャベツ　いちご	・3群以外の野菜および果実類が分類されます。 ・ビタミンCの供給源として重要です。 ・カルシウムなども含まれています。
主にエネルギーになる	**5群** 米・パン・めん・ いも・砂糖	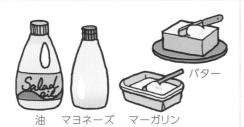 ご飯　パン　さつまいも うどん　じゃがいも	・炭水化物が多く含まれている食品です。 ・米・大麦・小麦などの穀類、糖類、菓子類などがあります。 ・いも類には、炭水化物のほかに、ビタミンCなども含まれています。
	6群 油脂	バター 油　マヨネーズ　マーガリン	・脂質が多く含まれている食品です。 ・大豆油や米油などの植物油脂、バターやラードなどの動物油脂、マヨネーズやドレッシングなどがあります。

図4　6つの基礎食品

▶食品成分表
正式名は、「日本食品標準成分表」
といいます。
食品成分表の詳しい内容は p.93
を参照。
また、計算機を使った栄養価計算
の例は p.107 を参照。

4 食品成分表

「6つの基礎食品」では、含まれる主な栄養素によって食品を分類しました。しかし、食品には1つの栄養素だけが含まれているわけではなく、さまざまな栄養素が含まれています。

食品に含まれるエネルギー量や栄養素量を詳しく調べるためには**食品成分表**を参考にします 図5 。食品成分表には、食品の食べられる部分（可食部）100 g中に含まれるエネルギー量や栄養素量が示されています。

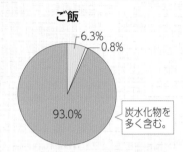
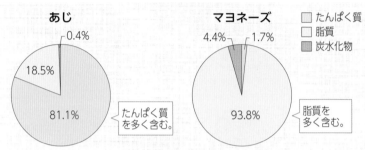

図5 食品成分表を利用した計算例
円グラフは、三大栄養素の合計を100%としたときの各食品に含まれる三大栄養素の割合を示しています。水分、その他の栄養素は除いています。

5 食事摂取基準

食事摂取基準は、1日に必要なエネルギー量・栄養素量を年齢、性別、日常生活における運動内容（身体活動レベル）別に示したものです 表1 。

主に健康な人を対象にしており、健康の保持・増進、生活習慣病の予防のためにつくられたものです。給食の献立などは、これらの数値を参考にして、適切なエネルギー量・栄養素量になるようにつくられています。

表1 食事摂取基準（身体活動レベル[*1]がふつうの場合）

年齢・性別		エネルギー[*2] （kcal／日）	たんぱく質 （g／日）	脂質[*2] （％エネルギー）	カルシウム （mg／日）	鉄 （mg／日）	ビタミンA （μgRAE／日）	ビタミンB₁ （mg／日）	ビタミンB₂ （mg／日）	ビタミンC （mg／日）	食塩相当量[*2] （g／日）
3～5歳	男	1,300	25	20～30	600	5.5	450	0.7	0.8	50	3.5 未満
	女	1,250	25	20～30	550	5.5	500	0.7	0.8	50	3.5 未満
10～11歳	男	2,250	45	20～30	700	8.5	600	1.2	1.4	85	6.0 未満
	女	2,100	50	20～30	750	12.0[*3]	600	1.1	1.3	85	6.0 未満
12～14歳	男	2,600	60	20～30	1,000	10.0	800	1.4	1.6	100	7.0 未満
	女	2,400	55	20～30	800	12.0[*3]	700	1.3	1.4	100	6.5 未満
15～17歳	男	2,800	65	20～30	800	10.0	900	1.5	1.7	100	7.5 未満
	女	2,300	55	20～30	650	10.5[*3]	650	1.2	1.4	100	6.5 未満
18～29歳	男	2,650	65	20～30	800	7.5	850	1.4	1.6	100	7.5 未満
	女	2,000	50	20～30	650	10.5[*3]	650	1.1	1.2	100	6.5 未満
30～49歳	男	2,700	65	20～30	750	7.5	900	1.4	1.6	100	7.5 未満
	女	2,050	50	20～30	650	10.5[*3]	700	1.1	1.2	100	6.5 未満

[*1] 身体活動レベルは「低い」「ふつう」「高い」の3段階に分けられています。
[*2] エネルギーは推定エネルギー必要量を、脂質・食塩相当量は目標量を、それ以外は推奨量を示しています。
[*3] 鉄の10～49歳女は月経ありの数値。
注）単位「g」「mg」「μg」については p.88 を参照。

6 食事バランスガイド

　食事バランスガイドは、健康的な食生活を送るためには1日に「何を」「どれだけ」食べたらよいかをコマのイラストを用いてわかりやすく示したものです。

　まず、「何を」食べたらよいかは、食べる目安の多い順番にコマの上から「主食（ごはん、パン、麺）」、「副菜（野菜、きのこ、いも、海藻料理）」、「主菜（魚、肉、卵、大豆料理）」、「牛乳・乳製品」、「果物」の5つの料理区分で示されています。

　それぞれの料理を「どれだけ」食べたらよいかの量は、1回あたりに提供される食事の標準的な量を、1つまたは1SVという単位で数えます。SVはサービング（Serving）の略で、料理の単位を略したものです。

　また、コマの軸を「水・お茶」とし、食事の中で欠かせない存在であることを強調し、さらに「運動」することによってコマが安定して回転することを表現しています。つまり、食事をバランスよく食べて水分も摂取し運動すると、コマは安定して回りますが、食事のバランスが悪いとコマは傾いて倒れてしまいます。

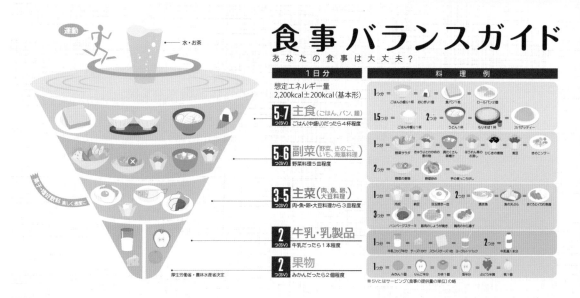

図6 栄養バランスガイド

　コマのイラスト 図6 は、2200 ± 200 kcal（基本形）を想定した料理例が表現されています。身体活動量が「低い」成人男性、活動量が「ふつう以上」の成人女性が1日に食べる量の目安であり、主食5〜7つ（SV）、副菜5〜6つ（SV）、主菜3〜5つ（SV）、牛乳・乳製品2つ（SV）、果物2つ（SV）となります。

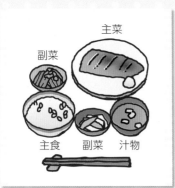

図7 一汁三菜の例

7 日常食の献立と食品

　食事は、**主食**（ご飯、パン、めんなど）、おかずとなる**主菜**（魚・肉・卵・豆腐料理など）、**副菜**（野菜料理など）、**汁物**（みそ汁、すまし汁、スープなど）を組み合わせてつくられます。ご飯、汁物、おかずの3品（主菜・副菜）をそろえた食事を**一汁三菜**といいます　図7。

　献立は、まず主食を決め、次に主食に合わせた主菜・副菜を決めます。そして、汁物や飲み物が必要かを考えます。

　次に、食品の在庫状況を確認し、購入量を決めた後、鮮度、価格、食品表示などを確認して購入します。

生鮮食品

　生鮮食品とは、野菜・果実・魚介・肉など、鮮度が保たれている食品をいいます。鮮度が落ちやすいため、室温（冷温）や冷蔵庫などで保管します。保管期間の目安は1〜3日程度です。

　肉を除く生鮮食品は、**旬**を迎えると出荷量も増え、価格が安くなります。また、味や見た目が良く、栄養素量も多くなりますので、食材の旬を覚えておきましょう（p.94を参照）。

加工食品

　加工食品は、保存性を高めたり、味を良くするために、さまざまな技術（乾燥、冷凍、密封・加熱殺菌、塩漬け、酢漬け、砂糖漬け、発酵など）を用いて加工処理した食品をいいます。

　農産物・畜産物を原料としたものを**一次加工食品**（精米、みそ、しょうゆなど）といいます。一次加工食品を複数使用し、再加工したものを**二次加工食品**（パンやめん・マヨネーズなど）、さらにこれらを組み合わせてつくられたものを**三次加工食品**（菓子類や調理済み食品など）といいます。

冷蔵・冷凍保存

　食品は、風味や品質を損なわないように適切な温度で、衛生的に保管することが大切です。

　食品を冷蔵庫や冷凍庫で低温保存することで、腐敗や細菌の増殖、品質の劣化を遅らせることができます。

8 調理の流れ

調理とは、食材を洗ったり、切ったり、加熱したり、味付けするなどの調理技術を加えて食べられる状態に変えることをいいます 図8 。

食材を加熱することにより、細菌をある程度死滅させ、安全性を確保できます。また、食材を切り刻み、つぶしたり、加熱することにより胃腸に負担がかからず、消化・吸収しやすい状態にすることができます。

さらには、だしや調味料で味付けすることで、風味が良く、食欲が増す料理に仕上げることができます。

❶ 洗う	❷ 切る	❸ ゆでる
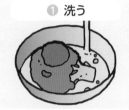		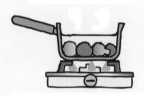
泥などのよごれをとるため、水で洗います。	食べやすい大きさに切り分けます。	沸騰した湯に入れ、2～3分ゆでます。

❹ 味付け	❺ 味付けの確認	❻ 盛り付け・配膳
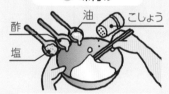	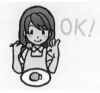	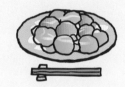
調味料を混ぜ合わせ、ブロッコリーにからめます。	試食をして、味を確かめます。	皿に盛り付け、配膳します。箸をそえます。

図8 ゆでブロッコリーの調理例

賞味期限と消費期限

食品の日付表示は、品質の劣化する速度により、「賞味期限」と「消費期限」で区別されています。似ている言葉ですが、いったい何が違うのでしょうか？

① 賞味期限…定められた方法によって保存したとき、品質の保持が十分に可能であるとされる期限。つまり、おいしく食べることができる期限ということです。ですから、賞味期限を過ぎた食品は、直ちに食べられなくなるというわけではありません。

② 消費期限…定められた方法によって保存したとき、腐敗や変敗、その他の品質の劣化により、安全性を欠くおそれがないとされる期限。つまり、消費期限が切れると、品質が劣化している場合があります。消費期限が過ぎた食品は、食べないほうがいいですね。

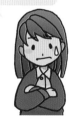

賞味期限？

消費期限？

9 ご飯とみそ汁をつくってみよう

　ご飯とみそ汁は、日本では昔から食べられ、現代の私たちの食卓にも欠かせないものとなっています。

　米は、日本の主な農作物で、私たちは米を炊いたご飯を主食としています。

　みそ汁は、**だし汁**で野菜や豆腐などの具を煮て、みそで味付けした汁物です。だし汁は、かつお節やこんぶ、煮干しなどを水に入れ、加熱して旨味成分を煮出したものです。みそは、大豆などに麹と塩を混ぜ、発酵・熟成させた**調味料**です。

　調味料には、みそのほかに、塩、砂糖、しょうゆ、酒、みりんなどがあります。これらの調味料は、さまざまな料理に配合を変えながら用いられています。

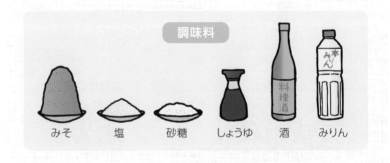

調味料

みそ　　塩　　砂糖　　しょうゆ　　酒　　みりん

おいしいご飯とみそ汁をつくってみよう

　まずは、鍋を使ってご飯を炊いてみましょう 図9 。米（精白米）は、水分を十分に吸収させ、加熱すると軟らかく膨らみます。ご飯を上手に炊くには、米のとぎ方、水の分量、火加減が重要となります。

　次に、煮干しでだしをとり、みそ汁をつくってみましょう 図10 。天然のだしは、化学調味料と違って深い味わいがあります。

みその歴史

　みその歴史は、飛鳥時代に朝鮮より豆だけを使う「豆みそ」が伝わったことに始まりました。当初は、上流階級のおかずとして食べられていましたが、鎌倉時代に入り、「なめみそ（例：もろみなど）」の製法が伝わり、地方にも広がっていきました。この製法の過程で、桶の底にたまった汁が最初の「しょうゆ」（たまりじょうゆ）です。また、禅僧がみそをすりつぶし、水（湯）に溶かして食べるようになり、これが「みそ汁」の始まりです。

　おかずとして食べられていたみそは、やがて汁物として食事に組み込まれ、日本人の食の基本となるご飯、みそ汁、**漬物**の一汁一菜という食事形態が生まれました。その後、さまざまな地域で特色を活かしたみそづくりが盛んになり、みそは調味料として広く使用されるようになりました。

材料と分量（ご飯茶碗一杯分）

米…80g(100mL)
水…120g(120mL)

米　　　水

米重量の1.5倍

とがないで使える、
無洗米もあるよ！

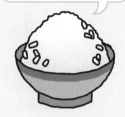

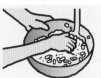

① 米をとぐ

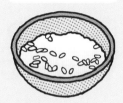

米を入れたボウルに水を
入れます。手早く混ぜて、
とぎ汁（白い水）を捨て、
新しい水を加えます。

② 吸水させる

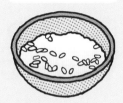

米をざるに移して、水気を
切ります。

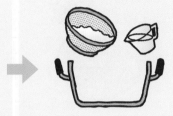

水気を切った米と分量の水を
厚手の鍋に入れます。

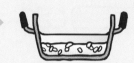

20分以上、吸水させます。

③ 火にかける

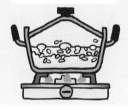

沸騰するまで、強火で
加熱します。

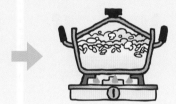

沸騰したら、中火にします。

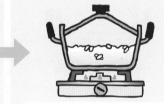

水が引いて、ふたが動かなく
なったら、弱火にします。

④ 蒸らす

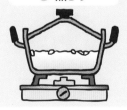

火を消して蒸らします。10分間は
ふたを開けないようにします。

⑤ 盛り付け

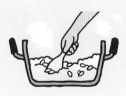

ふたを開け、しゃもじで
軽く混ぜます。

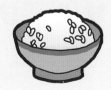

茶碗に盛り付けます。

図9　鍋を使ったご飯の炊き方

材料と分量（一人分）

水……………180mL
煮干し…………5g（3〜5匹）
豆腐……………15g
わかめ（乾燥）…1g
ねぎ……………2g
みそ……………12g

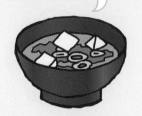
具を変えると、いろんな栄養素を補えるよ。

❶ だしの準備をする

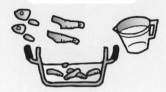

煮干しの頭と腹わたを取り除き、分量の水につけます。

❷ 具を準備する

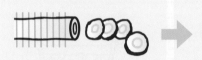

ねぎを洗い、小口切り（p.96を参照）にします。

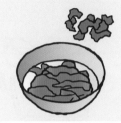

わかめを戻します。

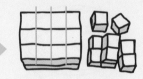

豆腐はさいの目切り（p.96を参照）にします。

❸ だしをとる

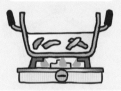

❶の鍋を火にかけます。沸騰するまでは強火にします。

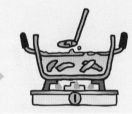

沸騰したら、中火にしてあくを取りながら2〜3分煮ます。

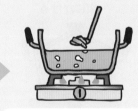

だしがとれたら、煮干しを取り出します。

❹ 具を入れる

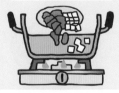

豆腐とわかめを入れ、再び沸騰したら、火を止めます。

❺ みそを入れる

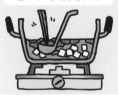

みそを溶かし入れます。みそを入れたら、加熱しません。

❻ 盛り付け

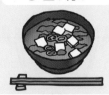

味見をしてよかったら、ねぎを加え、汁椀に盛り付けます。

図10 みそ汁のつくり方

どうだった？　少しは思い出したかな？

 ええ。少しずつ。
家へ帰ったら、ちょっとお料理してみようかな。

 私もお料理は大好きよ。次の章は、栄養素を理解するための化学の基礎を勉強するわよ。難しそうなイメージもあるけど、イラストを参考に少しでも慣れよう。

 化学は苦手だから、気が重いな。

 次の章の内容はちょっと難しいかもしれないけど、理解しておくと授業がわかりやすくなるよ。わかりやすく説明するからついてきてね。

 はい！　がんばります。

$2_章$　栄養素のはたらき

1　五大栄養素の３つのはたらき

栄養素の３つのはたらき

栄養素のはたらきは、**熱量素、構成素、調整素**の３つに分けられます 図1 。

① 熱量素…エネルギーになります。

② 構成素…臓器・筋肉・骨格など、体の組織をつくります。

③ 調整素…体の機能を調節します。

五大栄養素と熱量素・構成素・調整素

① 炭水化物…体内でエネルギーを産生します。⇒ 熱量素

② 脂質…体内でエネルギーを産生します。また、細胞などの構成成分になります。⇒ 熱量素 　構成素

③ たんぱく質…筋肉などの体の組織をつくります。また、エネルギーも産生し、体の機能を調節します。⇒ 熱量素 　構成素 　調整素

④ ビタミン…ビタミン A、B_1、B_2、C など 13 種類があり、体の機能を調節します。⇒ 調整素

⑤ ミネラル（無機質）…骨をつくるカルシウムなどがあり、体の組織をつくります。また、体の機能を調節します。⇒ 構成素 　調整素

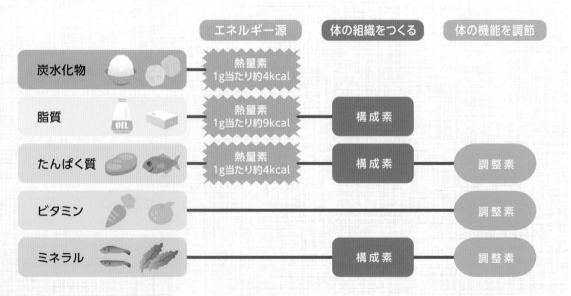

図1 五大栄養素の主なはたらき

2 炭水化物

炭水化物は、炭素（C）、水素（H）、酸素（O）からできています。大きく**糖質**と**食物繊維**に分類されます。

糖質は生命維持に欠かせない重要なエネルギー源であり、穀類、いも類、果実類、砂糖に多く含まれています。

糖質は1g当たり約4kcalのエネルギーを産生し、脳や筋肉などの全身の細胞で利用されています。

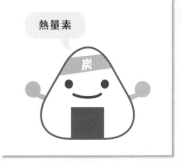
熱量素

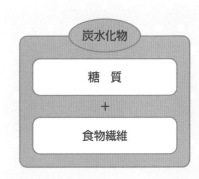
炭水化物

糖　質
＋
食物繊維

炭水化物の構造と分類

炭水化物は、単糖がつながってできています。炭水化物は、構成する単糖の数から、**単糖類**、**少糖類**（二糖類、オリゴ糖）、**多糖類**に分類されます。

少糖類は、単糖が2〜10個程度結合した糖のことをいいます。そのうち、単糖が2個結合したものを二糖類、単糖が3〜10数個程度結合したものをオリゴ糖といいます。

① 単糖類…単糖とは、これ以上分解することのできない糖のことです。代表的な単糖として、6個の炭素と水からなる六炭糖（$C_6H_{12}O_6$）があります。

六炭糖には、**グルコース（ブドウ糖）**、**フルクトース（果糖）**、**ガラクトース**などがあります 図2 。

・グルコース　穀類や砂糖に多く含まれています。

・フルクトース　果物やはちみつに多く含まれています。

・ガラクトース　牛乳や乳製品に多く含まれています。

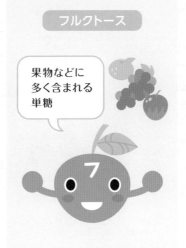

グルコース

穀類などに多く含まれる単糖

フルクトース

果物などに多く含まれる単糖

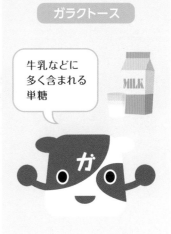

ガラクトース

牛乳などに多く含まれる単糖

図2 代表的な単糖類

⑵ 二糖類…単糖が 2 個結合したものです。**スクロース（ショ糖）**、**マルトース（麦芽糖）**、**ラクトース（乳糖）** などがあります 図3 。

・スクロース　グルコースとフルクトースが結合したものです。砂糖とも呼ばれています。

・マルトース　グルコースが 2 個結合したものです。穀類に多く含まれています。

・ラクトース　グルコースとガラクトースが結合したものです。牛乳に多く含まれています。

⑶ オリゴ糖…単糖が 3 〜 10 数個程度結合したものです。おなかの調子を整える機能などがあります。

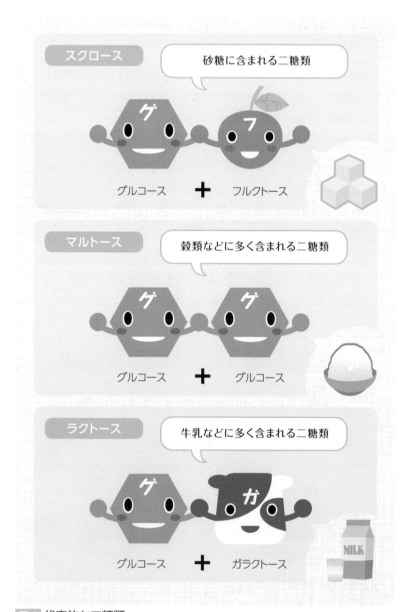

図3 代表的な二糖類

④ 多糖類…単糖が多数結合したものです。多糖類は、でんぷんと非でんぷん性（食物繊維など）のものに分類されます。

・**でんぷん** 穀類（米、パン、めん）やいも類などに貯蔵されています。でんぷんには、単糖であるグルコースが鎖のようにいくつも結合した**アミロース**と、鎖からさらに枝分かれしてグルコースが結合した**アミロペクチン**があります 図4 。

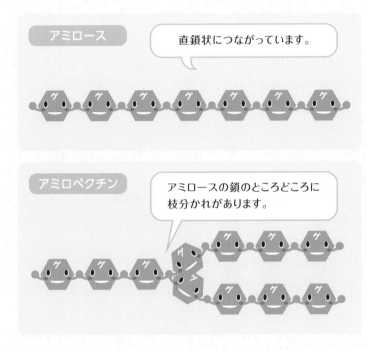

アミロース
直鎖状につながっています。

アミロペクチン
アミロースの鎖のところどころに枝分かれがあります。

図4 アミロースとアミロペクチン

・**グリコーゲン** 魚や肉などに含まれている多糖類で、グルコースがいくつも結合してできています。

グリコーゲンは、動物の肝臓や筋肉にエネルギー源として貯蔵されています。また、私たちの体内にも多く貯蔵されています。

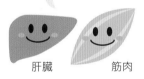

余ったグルコースはグリコーゲンとして貯蔵されます。

肝臓　　筋肉

マメ知識

もちがよく粘るわけ

ご飯（うるち米）は、アミロペクチン80%とアミロース20%で構成されています 図a 。

一方、もち（もち米）は、アミロペクチンのみから構成されています。

アミロペクチンが多いほど、粘りが強くなるため、もちは粘りやすいのです。

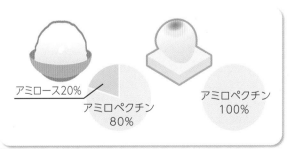

アミロース20%
アミロペクチン80%

アミロペクチン100%

図a ご飯（うるち米）ともちの多糖類の構成成分

炭水化物のはたらき

炭水化物は、大きく糖質と食物繊維に分類されましたね。

糖質は、消化・吸収されやすく、主にエネルギー源として利用されます。

食物繊維は、消化・吸収されにくいのですが、体にとって重要なはたらきをしています。

① 糖質…消化酵素のはたらきによって消化され、単糖類となって体内に吸収されます 。

吸収された単糖類は、グルコースに変換され、エネルギー源として利用されます。利用されない場合は、グリコーゲンとして肝臓や筋肉に貯蔵されます。肝臓のグリコーゲンは必要に応じて血液中の糖となり、血糖値を一定に保ちます。筋肉のグリコーゲンは、運動時のエネルギー源として利用されます。

貯蔵できるグリコーゲンの量は決まっているため、糖質を過剰に摂取した場合、余った糖質は脂質に変えられ、肝臓や脂肪組織で中性脂肪として貯蔵されます。これが**体脂肪**です。

② 食物繊維…水に溶けない**不溶性食物繊維**と水に溶けやすい**水溶性食物繊維**に分類されます。

・不溶性食物繊維　野菜、穀類、豆類などに多く含まれています。胃や小腸で消化されないため、大腸まで移動し、便の量を増大させ、排便を促進するはたらきがあります。また、腸内で発生した有害な発がん性物質を便に吸着させて排泄することで、大腸がんを予防する効果もあります。

・水溶性食物繊維　野菜、果物、海藻などに多く含まれています。水に溶けやすいことから、胃の中で食べ物を膨張させ、満腹感を生じさせます。また、摂取したグルコースの吸収を抑制することにより、血糖値の上昇を抑えます。さらに、摂取したコレステロールの吸収を抑える効果もあります。

▶**中性脂肪**
トリグリセリド（TG）、トリアシルグリセロールとも呼ばれます。

 マメ知識

いろいろな食品に含まれる食物繊維

食物繊維は、いろいろな食品に含まれていることを知っていますか？

野菜、穀類、豆類などに多く含まれる不溶性食物繊維は、植物の細胞壁の構成成分であるセルロースという物質からできています。

果物や海藻には、ペクチン、アルギン酸と呼ばれる水溶性食物繊維が含まれています。

食物繊維は、動物性食品にも含まれています。かにやえびの殻に含まれる、キチンやキトサンという物質も不溶性食物繊維です。

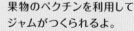
果物のペクチンを利用してジャムがつくられるよ。

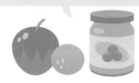

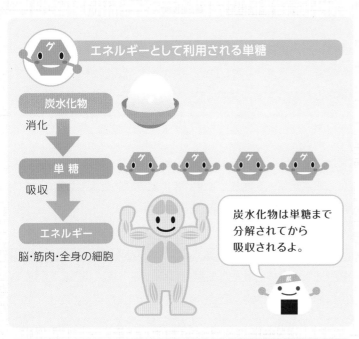

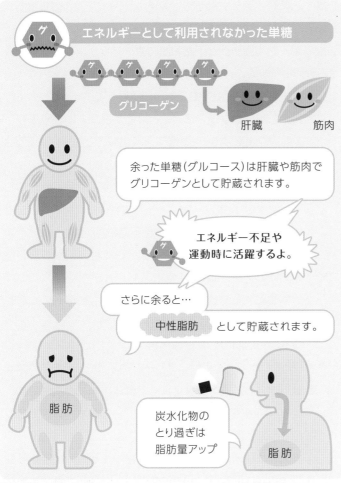

図5 糖質のはたらき

熱量素・構成素

脂

油脂

動物性油脂

植物性油脂

▶価標
原子の間の結合を示す表示で、
元素記号の間を線でつないで表
します。

脂質

中性脂肪

リン脂質

コレステロール

など

3 脂質

　脂質は、炭水化物と同じく、炭素（C）、水素（H）、酸素（O）からで
きています。脂質を多く含む食品には、油脂、脂肪の多い肉・魚、乳製品
や種実などがあります。油脂については、バター・ラード（豚脂）・ヘッ
ト（牛脂）などを動物性油脂、大豆油・菜種油・オリーブ油などを植物性
油脂といいます。

　脂質は１g当たり約9kcalのエネルギーをもち、糖質やたんぱく質の2
倍以上のエネルギーを産生します。また脂質は熱量素としてだけでなく、
細胞膜やホルモンなどの構成素としても重要です。

脂質の構造と分類

　動物性油脂は固体、植物性油脂は液体の状態で多く存在しています。こ
のように油脂の状態が違うのは、脂質の構造が異なるためです。

　脂質は１本の鎖のように連なった**脂肪酸**で構成されています。

　脂肪酸は、炭素（C）、水素（H）、メチル基（－CH₃）、カルボキシル基
（－COOH）などから構成されています。

　脂肪酸には、**飽和脂肪酸**と**不飽和脂肪酸**があり、鎖の長さや結合の形
によって分類されます。

① 飽和脂肪酸…二重結合をもたない脂肪酸です。

　　飽和脂肪酸は鎖が長いほど、とける温度が高い性質をもってい
ます。動物性油脂は飽和脂肪酸を多く含むことから、常温では固体
であることが多いのです。

② 不飽和脂肪酸…二重結合をもつ脂肪酸です。二重結合とは、炭素
どうしが２本の価標（－C＝C－）で結合した状態です。二重結合
の数から、**一価不飽和脂肪酸**と**多価不飽和脂肪酸**に分類されます。

　　不飽和脂肪酸は二重結合が多いほど、とける温度が低い性質を
もっています。

　　植物性油脂や動物性油脂の魚油は不飽和脂肪酸を多く含むこと
から、常温では液体であることが多いのです。

・一価不飽和脂肪酸　二重結合を１個もつ脂肪酸です。一価不飽
和脂肪酸のオレイン酸は、オリーブ油などに多く含まれます。

・多価不飽和脂肪酸　二重結合を２個以上もつ脂肪酸です。多価
不飽和脂肪酸のα-リノレン酸やリノール酸は、体内で合成でき
ないため、**必須脂肪酸**と呼ばれます。

　　食品中や体内の脂質は、大部分が中性脂肪の状態で貯蔵され
ています。中性脂肪は、グリセロールに３個の脂肪酸が結合し
た構造をしています図7。

脂質のはたらき

　脂質には、エネルギー源である**中性脂肪**のほかに、細胞膜を構成する**リン脂質**、胆汁酸・ホルモン・ビタミンDの合成にかかわる**コレステロール**があり、それぞれ重要なはたらきをしています 図7。

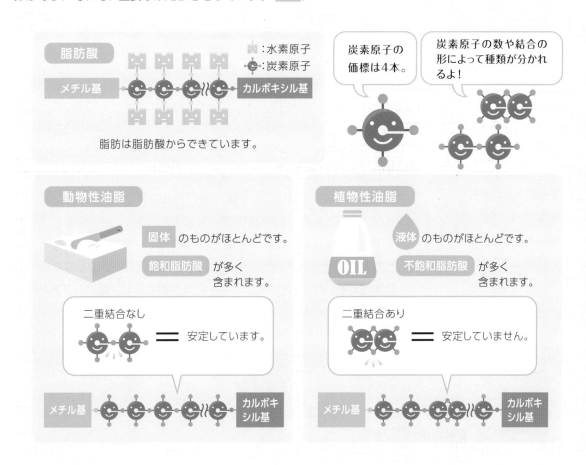

図6 脂肪酸の構造と分類

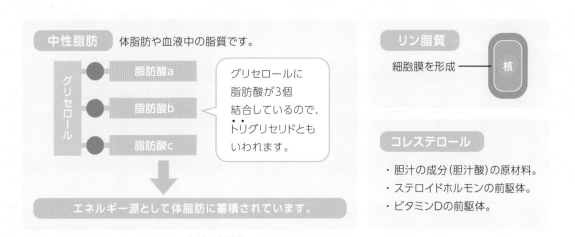

図7 中性脂肪・リン脂質・コレステロールのはたらき

4 たんぱく質

たんぱく質は、炭素（C）、水素（H）、酸素（O）のほか、窒素（N）、硫黄（S）からできています。

肉、魚、卵、牛乳・乳製品などの動物性食品や、大豆・大豆製品などの植物性食品に多く含まれています。

たんぱく質は、糖質と同じく、1g当たり約4kcalのエネルギーを産生します。しかし、熱量素の役割よりも、構成素や調整素としての役割が重要です。

たんぱく質

動物性たんぱく質

植物性たんぱく質

たんぱく質・アミノ酸の構造と分類

たんぱく質は、多数の**アミノ酸**が結合してできています 図8。

アミノ酸は、炭素（C）、水素（H）、アミノ基（−NH$_2$）、カルボキシル基（−COOH）などから構成されています。

アミノ酸が2個結合したものを**ジペプチド**、3個結合したものを**トリペプチド**、アミノ酸が数個から数百個結合したものを**ポリペプチド**といいます。名前からもわかるように、アミノ酸とアミノ酸は**ペプチド結合**でつながっています。

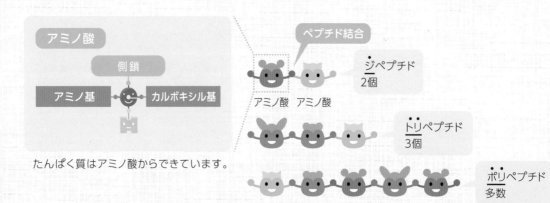

たんぱく質はアミノ酸からできています。

図8 アミノ酸の構造

▶アミノ酸の種類
アミノ酸は、アスパラギン、アスパラギン酸、アラニン、アルギニン、グリシン、グルタミン、グルタミン酸、システイン、セリン、チロシン、プロリン、イソロイシン、ロイシン、リシン（リジン）、メチオニン、フェニルアラニン、トレオニン（スレオニン）、トリプトファン、バリン、ヒスチジンの20種類があります。このうち、赤字が必須アミノ酸です。

アミノ酸の種類

たんぱく質を構成するアミノ酸は20種類であり、それらを組み合わせることにより、私たちの体のたんぱく質は約10万種類も存在しています。

20種類のアミノ酸のうち、体内で合成できない9種類のアミノ酸を**必須アミノ酸**といいます。これらのアミノ酸は、食事から摂取する必要があります。

肉類、魚介類、卵類、大豆・大豆製品などには、必須アミノ酸が豊富に含まれていることから、良質なたんぱく質といわれています。

たんぱく質のはたらき

食品中のたんぱく質は、消化酵素のはたらきによって消化され、トリペプチド、ジペプチド、アミノ酸となって体内に吸収されます。そして、体内で再びたんぱく質に合成されて、筋肉、内臓、皮膚などの体の組織をつくります。また、体内の消化・吸収や代謝機能を円滑に行うための酵素、ホルモン、抗体を合成します 図9。

エネルギー源

体の組織をつくる

筋肉・内臓・皮膚・髪・爪などをつくります。

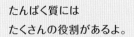
たんぱく質にはたくさんの役割があるよ。

体の機能を調節する

酵素やホルモンになります。

体を守る

抗体をつくります。

図9 たんぱく質のはたらき

マメ知識

アミノ酸スコアから栄養バランスを考える

食品中に必須アミノ酸が豊富に含まれているかどうかを評価するには、**アミノ酸スコア（アミノ酸価）**を用います。

図aのように、米（精白米）は、必須アミノ酸のリシンが足りていません。

米のリシンのように、食品の中で最も不足しているアミノ酸を**第一制限アミノ酸**といいます。

アミノ酸スコアが低い傾向がある植物性食品を食べるときは、アミノ酸スコアの高い肉、魚、卵、大豆を添えると、アミノ酸スコアを満たすことができます。

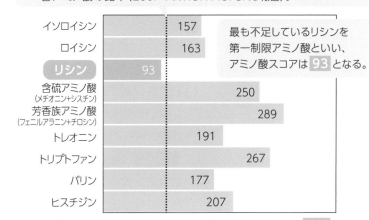

成人の必須アミノ酸の必要量を100としたときの食品に含まれる各アミノ酸の比率（2007年WHO/FAO/UNU報告）。

イソロイシン	157
ロイシン	163
リシン	93
含硫アミノ酸（メチオニン+シスチン）	250
芳香族アミノ酸（フェニルアラニン+チロシン）	289
トレオニン	191
トリプトファン	267
バリン	177
ヒスチジン	207

最も不足しているリシンを第一制限アミノ酸といい、アミノ酸スコアは93となる。

たんぱく質の豊富な肉・魚・卵・大豆などのアミノ酸スコアは100となる。

図a 米（精白米）のアミノ酸スコア

ビタミンD・A・K・E

「だけ」と覚えよう

↓

油と一緒に調理すると
吸収されやすくなります。

蓄積されやすいので
過剰症に注意しましょう。

図10 脂溶性ビタミンの特徴

レチノールを多く含む食品

レバー
うなぎ
卵
チーズ

β-カロテンを多く含む食品

緑黄色野菜

ビタミンDを多く含む食品

魚介類
干物
きのこ類

ビタミンEを多く含む食品

種実類
植物油
魚介類

ビタミンKを多く含む食品

納豆
緑黄色野菜
海藻

5 ビタミン

　ビタミンは13種類あり、調整素として体内の生理機能の調節にかかわっています。ビタミンは、水や油脂への溶けやすさから、**脂溶性ビタミン**と**水溶性ビタミン**に分類されます。

脂溶性ビタミン

　脂溶性ビタミンは、水に溶けにくく、油脂やアルコールに溶けやすい性質があります。ビタミンA、D、E、Kの4種類があります。

　脂溶性ビタミンを多く含む食品を油で炒めたりして、油脂とともに摂取すると、効率良く吸収されます 図10。しかし、肝臓など、体内に蓄積しやすいため、過剰症に注意する必要があります。

① **ビタミンA**（レチノール）…皮膚や粘膜を健康に保ち、免疫力を高めるはたらきがあります。また、暗闇で光を感じるのに必要な成分を合成し、夜間の視力を維持する役割があります。

　ビタミンAになる前段階の物質であるβ-カロテンには、体内の脂質が酸化するのを防ぐはたらきがあります。

　　欠乏症　夜盲症、角化症

　　過剰症　胎児奇形

　　　　　　頭蓋内圧亢進症…胎児の脳に影響します。

② **ビタミンD**（カルシフェロール）…吸収された後、肝臓や腎臓で活性型ビタミンDに変換されます。この活性型は、腸管からのカルシウムやリンの吸収を助け、骨の形成を促進させます。

　ビタミンDは人の皮膚でも合成でき、日光の紫外線に当たることで産生されます。日光に当たらない日が続くと、ビタミンDが欠乏することがあるので、注意が必要です。

　　欠乏症　骨粗鬆症

　　　　　　骨軟化症…小児ではくる病といいます。

　　過剰症　高カルシウム血症

③ **ビタミンE**（トコフェロール）…細胞膜に多く存在しています。

　強い抗酸化作用があるため、体内の脂質が酸化するのを防ぎ、細胞の機能を助けるはたらきがあります。

　　欠乏症　溶血性貧血

④ **ビタミンK**（フィロキノン）…外傷や内出血した場合の止血に関与しており、血液を固めるはたらきがあります。また、カルシウムが骨に蓄積する骨形成にも不可欠です。

　ビタミンKは腸内の細菌により合成することができます。

　　欠乏症　血液凝固障害

水溶性ビタミンは、水に溶けやすく、油脂に溶けにくい性質があります。ビタミンB群やビタミンCなど、9種類があります。

野菜などは、長時間水にさらすと、水中にビタミンが流出してしまうので注意しましょう 図11。また、尿中に排泄されやすいため、欠乏症に注意する必要があります。

ビタミンB群・Cなど
脂溶性以外

水に溶けやすいので、ゆでこぼしや浸水により失われやすいです。

排泄されやすいので欠乏症に注意しましょう。

図11 水溶性ビタミンの特徴

① **ビタミンB_1**（チアミン）…糖質をエネルギーに変換する酵素のはたらきを助け（補酵素といいます）、エネルギーを産生させて脳のはたらきを活発にします。

　不足すると、エネルギーの産生や脳のはたらきが悪くなり、手足のしびれや疲労感を感じるようになります。運動時や糖質を多く摂取する場合は、積極的に摂取し、糖質をすぐにエネルギーへ変換させることが必要です。ビタミンB_1は穀類の外殻の部分に多く含まれ、白米よりも玄米のほうが豊富です。

　欠乏症 脚気…膝蓋腱反射の消失。食欲不振、倦怠感

ビタミンB1を多く含む食品

豚肉
うなぎ
玄米
大豆

② **ビタミンB_2**（リボフラビン）…糖質・脂質・たんぱく質をエネルギーに変換する酵素を助けるはたらきがあります。

　皮膚や粘膜の健康を維持し、成長を促進させる効果があることから、「発育ビタミン」と呼ばれています。

　不足すると、成長障害や皮膚や粘膜の炎症を引き起こすことから、成長期や妊娠期は積極的に摂取する必要があります。

　また、老化や疲労の原因となる過酸化脂質（脂質が酸化して生成されます）を除去するはたらきがあります。

　欠乏症 口内炎、口角炎

ビタミンB2を多く含む食品

卵
牛乳
レバー
魚介類

③ **ナイアシン**…糖質・脂質・たんぱく質をエネルギーに変換する酵素を助けるはたらきがあります。

　エネルギーの産生にかかわっており、疲労回復や食欲を増進させる効果があります。ビタミンB_2と同様に、皮膚や粘膜の健康を維持し、成長を促進させる効果があります。アルコールの代謝にも関与し、二日酔いの原因物質を分解するはたらきがあります。

　欠乏症 ペラグラ（皮膚炎）　**過剰症** 皮膚発赤

ナイアシンを多く含む食品

肉類
魚介類

④ **ビタミンB_6**（ピリドキシン）…たんぱく質の分解やアミノ酸の合成に関与し、たんぱく質からのエネルギーの産生を助けるはたらきがあります。また、脳の情報を伝達する物質であるセロトニン、アドレナリン、ドーパミンなどの合成にも利用されます。

　ビタミンB_2と同様に、皮膚や粘膜の健康を維持し、成長を促進させる効果があります。

　欠乏症 皮膚炎　**過剰症** 神経障害

ビタミンB6を多く含む食品

魚介類
肉類

ビタミンB12を多く含む食品

魚介類
肉類
レバー

葉酸を多く含む食品

緑黄色野菜
卵
チーズ

パントテン酸を多く含む食品

肉類
魚介類
レバー
納豆

ビオチンを多く含む食品

卵
レバー
肉類
魚介類

ビタミンCを多く含む食品

野菜
果物
いも

⑤ **ビタミン B$_{12}$**（コバラミン）…葉酸とともに「造血ビタミン」と呼ばれ、骨髄で血液をつくるはたらきを助け、正常な赤血球を合成するはたらきがあります。

　また、たんぱく質や核酸の合成にも関与し、脳の中枢神経などのはたらきを正常に保つ役割があります。

　欠乏症　巨赤芽球性貧血…正常な赤血球が産生できなくなり、異常な巨赤芽球が産生されます。

⑥ **葉酸**…ビタミン B$_{12}$と同様に、骨髄で血液をつくるはたらきを助け、正常な赤血球を合成するはたらきがあります。

　また、たんぱく質や核酸を合成するはたらきがあります。胎児の正常な発育にも関与するので、妊娠期は積極的に摂取する必要があります。

　葉酸は光に弱いので、食品は冷暗所に保存すると良いでしょう。

　欠乏症　巨赤芽球性貧血

　　　　　神経管閉鎖障害…胎児の脳や脊椎に障害をきたします。

⑦ **パントテン酸**…糖質・脂質・たんぱく質をエネルギーに変換する酵素を助け、エネルギーの産生に関与しています。

　また、ビタミン B$_2$と同様に、皮膚や粘膜の健康を維持し、成長を促進させる効果があります。

　パントテン酸は熱により分解されやすいので、熱を加える調理方法は適しません。

　欠乏症　皮膚炎

⑧ **ビオチン**…糖質・脂質・たんぱく質をエネルギーに変換する酵素のはたらきを助けます。

　また、皮膚や毛髪などの健康を維持する役割があり、皮膚炎を予防する効果があります。

　欠乏症　皮膚炎

⑨ **ビタミン C**（アスコルビン酸）…皮膚や軟骨などの結合組織を構成するコラーゲンの合成に関与しています。コラーゲンはアミノ酸が結合したたんぱく質であり、皮膚、骨、血管、筋肉などを強くします。

　鉄の吸収率を高める効果があり、貧血の人は鉄とともに積極的に摂取する必要があります。

　また、ビタミン E と同様に、強い抗酸化作用があるため、疲労や老化の原因である過酸化脂質の生成を防ぎます。

　水に溶けやすく、熱に弱い性質があるため、長時間、野菜を水にひたすのは避け、生野菜や果物から摂取するほうが良いでしょう。

　欠乏症　壊血病…毛細血管がもろくなり、出血します。

6 ミネラル（無機質）

　自然界に存在する元素は約100種以上あります。炭水化物、脂質、たんぱく質を構成する主要な元素は、炭素（C）、水素（H）、酸素（O）、窒素（N）の4元素です。この4元素が体内の約96%を構成しており、これら以外の元素がミネラルといわれます。

　ミネラルは、体内の含有量によって、多量ミネラルと微量ミネラルに分類されます。

多量ミネラル

　ミネラルのうち、体内の含有量が多い元素を**多量ミネラル**といいます。多量ミネラルには、ナトリウム（Na）、カリウム（K）、カルシウム（Ca）、マグネシウム（Mg）、リン（P）、塩素（Cl）、硫黄（S）があります。

① **ナトリウム**（Na）…細胞外液（血液などの細胞外の体液）に多く存在しています。一方、細胞内液（細胞内の体液）には、カリウムが多く存在しています。ナトリウムとカリウムが互いに濃度を一定に保つことで、体液のバランスを調整しています 図12 。

　食塩の多い食品のとり過ぎは、ナトリウムの過剰につながり、体液量の増加や筋肉の収縮により、高血圧を引き起こします。

> 欠乏症 脱水症状、食欲不振、疲労感
> 過剰症 高血圧、胃潰瘍、むくみ（浮腫）

② **カリウム**（K）…細胞内液に多く存在しており、細胞外液と細胞内液の濃度を一定に保っています。カリウム濃度を維持することで、細胞内における酵素反応を調節しています。

　野菜や果物からカリウムを摂取すると、ナトリウムの排泄を促すことができます。

> 欠乏症 筋力低下、食欲不振、高血圧
> 過剰症 高カリウム血症

> 細胞内液には、ナトリウムイオン（Na⁺）よりも、カリウムイオン（K⁺）が多く含まれています。

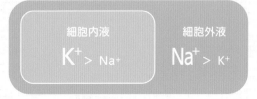

図12 細胞内液と細胞外液のミネラルバランス

▶ミネラルと高血圧の予防
血圧を下げるには、ナトリウムの摂取を控え、ナトリウムの排泄を促すカリウムを摂取するのが良いとされています。

ナトリウムを多く含む食品
インスタント食品
漬け物
塩蔵品
調味料

カリウムを多く含む食品
野菜
果物
いも

ナトリウムやカリウムなどが水に溶けると、イオンになったね。

③ **カルシウム**（Ca）…人体のミネラルの中で最も多く、約99%が骨や歯に存在し、約1%が細胞や血液に存在しています 図13 。

　血液中のカルシウムは、血液を固める作用や筋肉の収縮にかかわっています。また、情報伝達に関与し、興奮や緊張を抑え、神経を安定させるはたらきがあります。

　カルシウムが不足すると、骨量が減少し、骨折や骨粗鬆症の原因になり、さらに低カルシウム血症になると神経過敏な状態になります。

　カルシウムは、日本人が不足しがちなミネラルであることから、牛乳・乳製品、小魚や大豆製品などから積極的に摂取する必要があります。ビタミンDはカルシウムの吸収を高めるはたらきがあるので、同時にとると良いでしょう。

欠乏症　骨折

　　　　骨粗鬆症…骨がもろくなります。

　　　　テタニー…手足のけいれんをきたします。

〈骨にはCa、Mg、Pが多く含まれています。〉

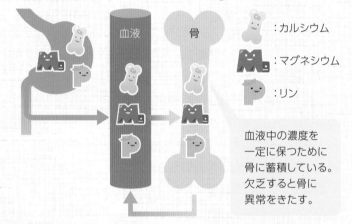

血液

骨

：カルシウム

：マグネシウム

：リン

血液中の濃度を一定に保つために骨に蓄積している。欠乏すると骨に異常をきたす。

図13 **骨を構成しているミネラル**

④ **マグネシウム**（Mg）…約60%が骨や歯に存在し、約40%が細胞や血液などに存在しています。

　血液中のマグネシウムは多くの酵素反応を調節し、糖質・脂質・たんぱく質のエネルギーの産生を助けるはたらきがあります。

　カルシウムとともに情報伝達に関与し、興奮や緊張を抑え、神経を安定させるはたらきがあります。また、筋肉の収縮にも関与し、心臓の血液循環を正常に保つはたらきがあります。

　カルシウムを過剰に摂取すると、マグネシウムの排泄量が増えることから、マグネシウムとカルシウムを摂取する割合は1：2が良いとされています。

欠乏症　低カルシウム血症

⑤ **リン**（P）…約85%がカルシウムと結合した状態で、骨や歯に存在しています。リンは、カルシウムとのバランスを保ちながら、血液中の濃度を一定に保っています。

残りの約15%はDNAやRNAなどの核酸、細胞膜のリン脂質などの構成成分として存在しています。

エネルギーを産生する物質（ATP：アデノシン三リン酸）の構成成分でもあり、エネルギーの代謝に関与しています。

たんぱく質を多く含む食品（魚、肉、牛乳など）に多く含まれています。また、加工食品の食品添加物にも多く含まれることから、加工食品のとり過ぎはリンの過剰摂取につながります。

過剰症 腸管におけるカルシウム吸収の抑制

リンを多く含む食品

加工食品
魚介類
肉類

▶リンとカルシウムの摂取の割合
リンの過剰摂取は、カルシウムの吸収を抑制するため、リンとカルシウムを摂取する割合は1：1が良いとされています。

微量ミネラル

ミネラルのうち、体内の含有量が少ない元素を**微量ミネラル**といいます。

微量ミネラルには、鉄（Fe）、亜鉛（Zn）、銅（Cu）、マンガン（Mn）、ヨウ素（I）、セレン（Se）、クロム（Cr）、モリブデン（Mo）などがあります。

① **鉄**（Fe）…約70%が赤血球のヘモグロビンや筋肉のミオグロビンに存在しています。ヘモグロビンやミオグロビンは**機能鉄**と呼ばれ、酸素の運搬や保持に関与しています。残りの約30%の鉄は、肝臓、骨髄、脾臓、筋肉などに貯蔵され、**貯蔵鉄**（フェリチン、ヘモジデリン）と呼ばれます。鉄の摂取不足などで機能鉄が減少した場合、貯蔵鉄が補います。

動物性食品に含まれる鉄を**ヘム鉄**（Fe^{2+}）、植物性食品に含まれる鉄を**非ヘム鉄**（Fe^{3+}）といいます 図14 。ヘム鉄に比べて非ヘム鉄は吸収率が低いですが、ビタミンCやたんぱく質と一緒に摂取すると吸収率が高まります。

欠乏症 鉄欠乏性貧血
過剰症 鉄過剰症（ヘモクロマトーシス）

鉄を多く含む食品

動物性食品に含まれる
ヘム鉄の吸収は良好です。

肉類
魚介類

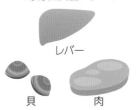

ヘム鉄（Fe^{2+}）
動物性食品に多い。

レバー

貝　　　肉

非ヘム鉄（Fe^{3+}）
植物性食品に多い。

ほうれんそう

ひじき

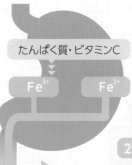

たんぱく質・ビタミンC

Fe^{3+}　　Fe^{2+}

吸収

2価（Fe^{2+}）は
吸収が良好です。

図14 **鉄の吸収**

亜鉛を多く含む食品

魚介類
肉類
卵

銅を多く含む食品

レバー
魚介類
豆類

マンガンを多く含む食品

種実類
穀類

ヨウ素を多く含む食品

海藻類
魚介類

セレンを多く含む食品

魚介類

② **亜鉛（Zn）**…骨、筋肉、肝臓、脾臓などに存在しています。多くの酵素の構成成分として、たんぱく質や核酸の合成に関与し、皮膚や粘膜の健康維持を助けるはたらきがあります。

味覚を感じる味蕾の細胞の形成にも関与し、不足すると味覚異常をきたします。

また、男性の生殖器である前立腺や精子にも多く存在し、生殖機能を正常に保つはたらきもあります。

欠乏症 味覚異常、成長障害、免疫能の低下

③ **銅（Cu）**…肝臓、脳、筋肉、骨などに存在しています。多くの酵素の構成成分に関与しています。また、赤血球中のヘモグロビンの合成にかかわっています。

鉄の吸収を助けるはたらきがあり、不足すると貧血をきたします。

また、白血球の合成に関与しており、不足すると白血球の減少につながります。

欠乏症 成長障害、貧血、白血球の減少

過剰症 ウィルソン病…肝機能障害、神経・精神障害などをきたします。

④ **マンガン（Mn）**…骨、肝臓、脾臓に存在し、骨の発育に重要な役割を果たしています。

多くの酵素の構成成分として、糖質・脂質・たんぱく質の代謝に関与しています。

欠乏症 皮膚炎、成長障害（骨の発育不良）

過剰症 パーキンソン病のような症状…手足がふるえ、筋肉が固まります。

⑤ **ヨウ素（I）**…ヨードともいい、甲状腺ホルモンの材料となります。エネルギーの代謝、たんぱく質の合成、脳や神経細胞の発達などに関与しています。

欠乏症 甲状腺腫

甲状腺機能の低下…甲状腺ホルモンが減ります。

過剰症 甲状腺腫

甲状腺機能の亢進…甲状腺ホルモンが増えます。

⑥ **セレン（Se）**…たんぱく質と結合し、肝臓や腎臓などに存在しています。

多くの酵素の構成成分となるほか、抗酸化作用をもっています。

欠乏症 克山病…心臓の筋肉に障害をきたします。

成長障害

過剰症 脱毛、爪の脱落、胃腸障害、呼吸困難、疲労感

7 水

　水は、人の体を構成する成分の中で、最も多く含まれています。体内の水は、栄養素の消化・吸収、代謝、排泄、体温の維持など、生命活動に欠かすことができません。

　1日に摂取する水と排出する水はほぼ等しく、約2,000～2,500mLが出入りします 図15。栄養素の消化・吸収には、約8,000mLの水が消化液として使用され、栄養素とともに小腸や大腸で吸収され、一部が排泄されます。また、体内の水を皮膚などから蒸発させることで、体温を調節しています。

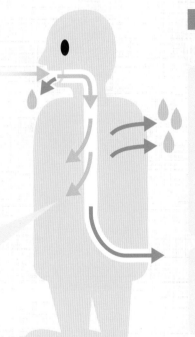

摂取する水

2,000～2,500mL

食事中の水分
　　　　900～1,200mL

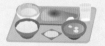

飲料水　800～1,000mL

約1,700～2,200mL

炭水化物
たんぱく質　エネルギーが
脂質　　　発生するときに
　　　　　産生される水

代謝水　約300mL

排出する水

2,000～2,500mL

不感蒸泄 ⎨ 呼気　400mL
　　　　　皮膚　500mL

約900mL

不感蒸泄とは、呼吸のときに肺から排出される水や、皮膚（汗以外）から排出される水のことです。

尿　1,000～1,500mL
便　　　　　100mL

約1,100～1,600mL

図15 **1日に体内を移動する水**

体内の水分量の変化

　年齢や性別によって体内に含まれる水分量は異なります。

　乳児には、体重の70～80%も水分が含まれていますが、年をとるにつれて、その割合が減っていきます 図a。

　高齢者には、体重の約50%しか含まれていません。

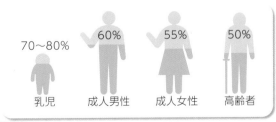

70～80%　60%　55%　50%

乳児　成人男性　成人女性　高齢者

図a **人の体に含まれる水分量の割合**

食事摂取基準についてもっと知りたい！

　食事摂取基準は、1日にどれくらいのエネルギー量および栄養素量を摂取すればよいかを示したもので、5年に1回改定されることになっています。

　策定されている項目は、エネルギーと35種類の栄養素です。エネルギーは「推定エネルギー必要量」、栄養素は「推定平均必要量」「推奨量」「目安量」「耐容上限量」「目標量」の5つの指標が設定されており、性別・年齢区分別に数値が示されています。

　食事摂取基準を活用する場面は大きく2つあります。図a のように対象者の食事を評価して改善するときや、図b のように対象者へ提供する給食のエネルギー量・栄養素量などを管理するときに活用されます。

図a **食事の改善を目的とした食事摂取基準の活用**

　対象者が1日に食べた食事からエネルギー量・栄養素量を算出します。その数値が食事摂取基準の範囲にあるかどうかを評価し、過不足を改善させて望ましい食生活へと導きます。

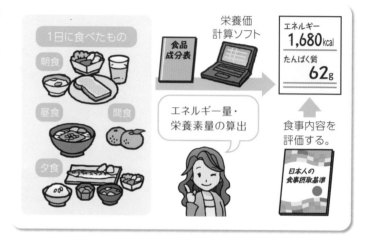

図b **給食管理を目的とした食事摂取基準の活用**

　エネルギーやたんぱく質などの食事摂取基準をもとに、対象者に適したエネルギー量・栄養素量を検討します。その量をもとに献立を作成し、給食を提供します。

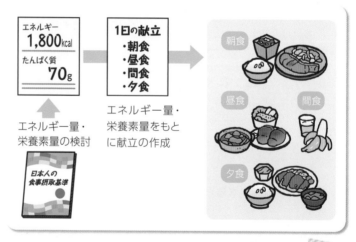

▶推定エネルギー必要量…1日に摂取することが望ましいと推定されるエネルギー量です。

▶推定平均必要量…年齢や性別が同じ人のうち、50%の人が必要栄養素量を満たすと推定される摂取量です。

▶推奨量…年齢や性別が同じ人のうち、ほとんどの人が必要栄養素量を満たすと考えられる摂取量です。

▶目安量…年齢や性別が同じ人において、ある一定の栄養状態を維持するのに十分な量です。

▶耐容上限量…日常的に摂取しても、健康に問題を発生させる危険性がないと見なされる上限量です。

▶目標量…生活習慣病を予防する目的で、現在の日本人が当面の目標とするべき摂取量です。

（浅田憲彦）

4編

体の基礎知識

栄養士になるのに、
どうして体について
勉強するんですか?

栄養士は、食べ物にかかわる仕事だから、
食べたものがどのように消化・吸収されるかに
ついて知っておく必要があるんだよ。

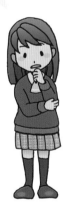 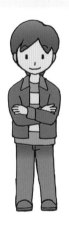

4編の内容

　人の体で消化・吸収に関係する臓器には、胃、小腸、大腸、肝臓、胆嚢、膵臓などがあります。4編では、これらの位置・構造・はたらきについて、図を参照しながら学習します。また、3編ではエネルギー産生栄養素（三大栄養素）について学習しましたが、4編ではエネルギー産生栄養素がどのように消化されて、体内に吸収されるのかについても学んでいきましょう。

　中学校の理科、高校の生物の内容も含まれているので、思い出しながら読んでみましょう。

1章　体の構造とはたらき

栄養士・管理栄養士を目指す人にとって、体の構造やはたらきを理解することは、とても重要です。皆さんも、次のようなことを不思議に思ったことはありませんか？

① 食べ物は、どのように分解されて取り込まれるのか？

　⇒ 食べ物の移動　消化・吸収の仕組み

② 取り込まれた後は、どこでどのように使われるのか？

　⇒ 代謝の仕組み

③ 代謝された後のものは、どのように体外に出されるのか？

　⇒ 排泄の仕組み

栄養士・管理栄養士は、摂取した食べ物の行方を把握しなければなりません。なぜなら、これらが対象者の栄養管理などに関係するためです。

1 体の中での食べ物の行方

私たちの体には、胃や心臓、肺、脳などのいろいろな臓器があります。ここでは主に消化器系について説明していきます。

① 食べ物の移動…私たちは、食べ物が口に入ると、まず歯で噛みます。これと同時に食べ物は、口の中で分泌された唾液と混ぜ合わされ、舌でのどの奥へ送り込まれます。

　　ゴクッと飲み込むことで、食べ物は食道に入り、胃へ送られます。

② 消化・吸収…胃では、胃酸や消化酵素により消化され、小腸へと送られます 図1。小腸内ではさまざまな消化酵素により、さらに小さな栄養素へと分解されます。これらの栄養素は、小腸の壁から血管やリンパ管の中へ取り込まれます。

③ 代謝…取り込まれた栄養素は血管を通って、肝臓などの臓器へ運ばれ、エネルギー源として使われたり、体を構成する細胞などになります。

④ 排泄…エネルギー源として使われた後の燃えかすや、体を構成していたものは代謝され、血管を通って肺や腎臓などから体外へ出されます。小腸で取り込まれなかった残りは、大腸へ運ばれ、一部の栄養素は大腸から吸収されます。さらに、大腸では水分が吸収され、残りが便となって肛門から排泄されます。

▶ 消化
食べ物が分解されること。

▶ 吸収
消化された食べ物が小腸などから取り込まれ、血液中に入ること。

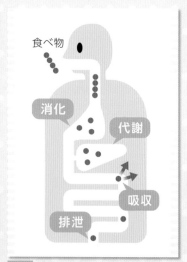

図1　消化、吸収、代謝、排泄

---

2 消化器系の臓器の名前と位置を覚えよう

　消化器系は、口腔、咽頭、食道、胃、小腸、大腸とつながる長い1本の**消化管**、消化液を分泌する**消化腺**、**肝臓**および**膵臓**、消化にかかわる胆汁をためておく袋（**胆嚢**）で構成されています 図2 。

　食べ物は、次の順に消化管を移動していき、肛門から便となって排泄されます。

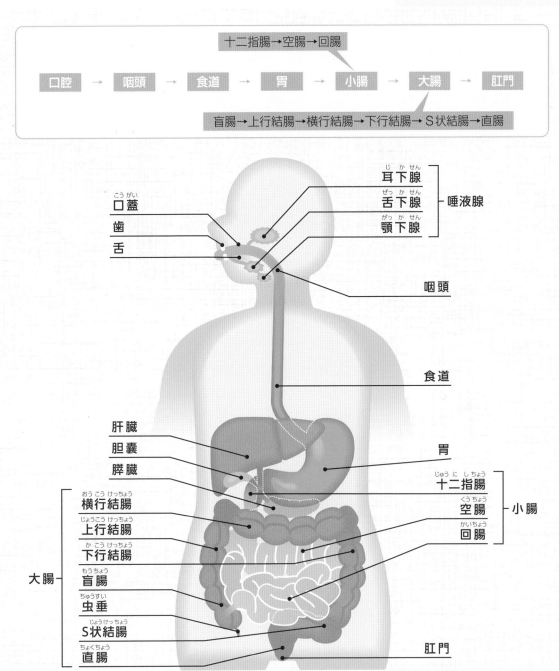

図2 消化器系の構造

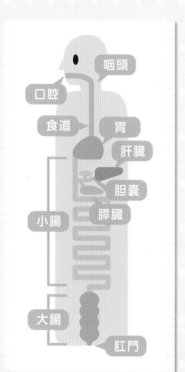

図3 消化器系

3 消化器系の構造とはたらき

口腔

　口腔は、消化管の入り口で 図3 、歯、舌、口蓋、唾液腺で構成されています。

① 歯…食べ物を嚙み砕きます。このことを咀嚼（そしゃく）といいます。

② 舌…口腔の底にあります。筋肉でできていて、食べ物を咽頭へ送り込むはたらきをしています。舌には、多数の小さな突起があり、その中に味蕾（みらい）（味を感じる部分）があります。

③ 口蓋…口腔の天井の部分です。

④ 唾液腺…唾液を分泌する器官です。主なものとして、耳下腺、舌下腺、顎下腺があります。

咽頭

　咽頭は、一般にのどと呼ばれます。鼻腔や口腔から背中側に進んだときに突き当たる部分にあります。

食道

　食道は、約25cm の細長い管で、下端は横隔膜を貫いて胃とつながっています。食べ物が通っていないときは、しぼんだ状態をしています。

胃

　胃は、一度にたくさん入ってきた食べ物を蓄えることができる袋状の臓器です。胃の入り口は噴門（ふんもん）、胃の出口は幽門（ゆうもん）と呼ばれています 図4 。

　胃の筋肉は伸縮によって機械的な作用をし、胃粘膜の消化腺から分泌される胃酸やペプシン（たんぱく質消化酵素）などは化学的な作用をします。これらの作用によって、胃の内容物はかゆ状になります。幽門の筋肉は、胃の内容物を少しずつ小腸（十二指腸）へ送り出します。

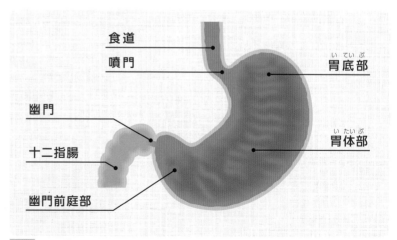

図4 胃の構造

小腸の区分

小腸は、長さ6〜7mの細長い管で、**十二指腸**、**空腸**、**回腸**の3つに分けられます。

① 十二指腸…長さ約25cmで胃の幽門につながり、C字状をしています。十二指腸は肝臓からのびる胆管と膵臓からのびる膵管がつながっています。胆管からは**胆汁**、膵管からは**膵液**が分泌されます。

② 空腸・回腸…特に境界はありませんが、小腸の上部（胃に近いほう）を空腸、下部（大腸に近いほう）を回腸と呼んでいます。

▶十二指腸の長さ
名前の通り、指の幅12本に相当します。

小腸の内側の構造

小腸の内側には多数の輪状ひだがあり、表面には多くの**絨毛**があります。さらに、絨毛の表面には細かい**微絨毛**があります 図5。

これらの構造により、小腸の表面積が大きくなり、栄養素や水分が効率良く吸収されます。

▶絨毛？ 柔毛？
中学校の理科や高校の生物などの教科書では「柔毛」と書かれていましたが、大学の教科書では「絨毛」と表記されます。

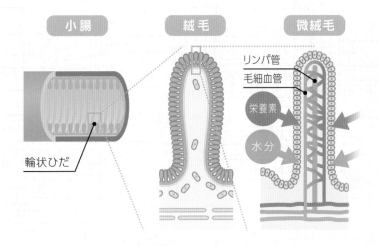

図5 **小腸の絨毛・微絨毛の構造**

小腸のはたらき

小腸の最も重要なはたらきは消化と吸収です。微絨毛では、グルコース（ブドウ糖）、アミノ酸、脂肪酸、グリセロール、ビタミン、ミネラル、水分など、ほとんどの栄養素が吸収されます。

大腸

大腸は小腸より太く、長さ150〜170cmで、**盲腸**、**結腸**、**直腸**の3つに分けられます。大腸のほとんどは結腸からなります。

① 結腸…上行結腸、横行結腸、下行結腸、S状結腸に分けられます。

② 直腸…大腸の下端の約20cmの部分であり、肛門へとつながっています。

肝臓

　肝臓は、体の中で最大の臓器で、重量は約1,200gもあります。肝臓の下側には胆嚢があります 図6 。

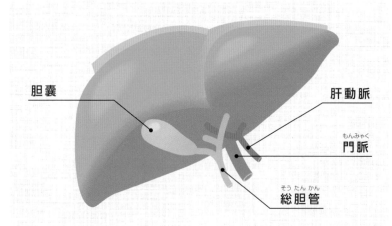

　　胆嚢　　　　　　　　　　　　　　　肝動脈

　　　　　　　　　　　　　　　　　　　門脈

　　　　　　　　　　　　　　　　総胆管

図6 肝臓・胆嚢の構造

肝臓のはたらき

　肝臓は、代謝を調節する主な臓器です。物質の合成・貯蔵・分解・解毒などを行うことから、工場にたとえられます 図7 。肝臓では、糖質、たんぱく質、脂質、有毒な物質などが代謝されています。

① 糖質…食後、肝臓に取り込まれたグルコースは、グリコーゲンや脂質に変えられて貯蔵されます。血糖が少なくなると、貯蔵しているグリコーゲンを分解してグルコースを血液中に補います。また、アミノ酸からグルコースをつくって補うこともあります。

② たんぱく質…食事から取り入れたアミノ酸は、体内で必要なさまざまなたんぱく質に合成されます。

③ 脂質…体内で必要な脂肪酸、リン脂質、コレステロールなどが合成されます。コレステロールは、脂質の消化に必要な胆汁酸に合成されます。

④ 有毒な物質…有毒なアンモニアを無毒な尿素に変えます（解毒）。

▶ 血糖
血液中に含まれているグルコース。

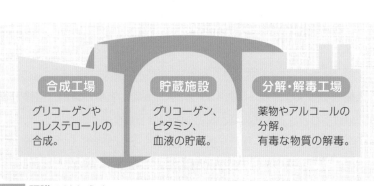

合成工場　　　　　貯蔵施設　　　　　分解・解毒工場

グリコーゲンや　　グリコーゲン、　　薬物やアルコールの
コレステロールの　ビタミン、　　　　分解。
合成。　　　　　　血液の貯蔵。　　　有毒な物質の解毒。

図7 肝臓のはたらき

胆嚢

胆嚢は、脂質の消化に必要な胆汁を貯め、濃縮します。胆汁は、食後、必要に応じて十二指腸へ分泌されます。

膵臓

膵臓は、アミラーゼ（糖質分解酵素）、プロテアーゼ（たんぱく質分解酵素）、リパーゼ（脂質分解酵素）などの消化酵素を含む膵液をつくって分泌します。

また、血糖調節にかかわるホルモンであるインスリンやグルカゴンをつくって分泌しています。

4 泌尿器系の構造とはたらき

栄養素が利用された後の老廃物は、多くが尿中に排泄されます。
泌尿器系（ひにょうきけい）とは、腎臓、尿管、膀胱（ぼうこう）で構成され、尿の生成・排泄にかかわっています 。ここでは、特に重要な腎臓について説明します。

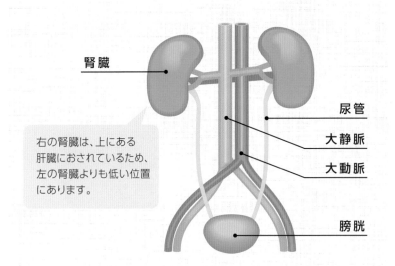

右の腎臓は、上にある肝臓におされているため、左の腎臓よりも低い位置にあります。

腎臓

尿管
大静脈
大動脈

膀胱

図8 泌尿器系の構造

腎臓

腎臓は、腹腔（ふくくう）の後ろ側に左右1対あり、1つの重量は約150gです。腎臓の主なはたらきには、次のようなものがあります。

① 不要な老廃物を尿として排泄します。
② 血液量を一定に保つため、水分の排泄量を調節します。
③ ナトリウムイオン（Na^+）、カリウムイオン（K^+）などの血中濃度を調節します。
④ ビタミンDを活性化します。

▶胆汁
胆汁は、水に溶けにくい脂質を水に混ざりやすい状態にし、リパーゼの作用を助けています。
▶インスリン
血糖を下げるはたらきをもつホルモン。
▶グルカゴン
血糖を上げるはたらきをもつホルモン。

"アドバイス"
体の解剖図は、一般に左右が逆になっています。これは、図の手前が腹側としてかかれているからです。
図8 で左側に右の腎臓がかかれているのは、このためですね。

5 食べ物の分解と栄養素の吸収

ご飯をずっと噛んでいると甘くなるのは、でんぷんがマルトースに分解されたからなんだね。

消化・吸収

食べ物は口から入り、歯で噛み砕かれると同時に唾液と混ざり合います。

唾液などの消化液には、消化酵素が含まれています。食べ物は、消化酵素によって小さな物質に分解されます。でんぷんは、消化酵素によってグルコースなどの単糖に、たんぱく質はアミノ酸に分解されます。

小腸は、でんぷんやたんぱく質のような大きな物質のままでは吸収できません。しかし、グルコースやアミノ酸のような小さな物質にまで分解されると、吸収できるようになります 図9。

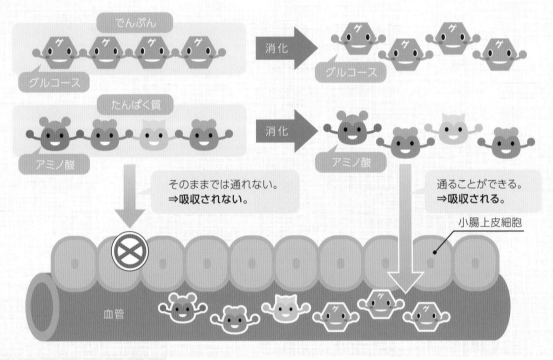

図9 でんぷん・たんぱく質の消化・吸収

エネルギー変換のための呼吸

肺呼吸によって血液に取り入れられた酸素は、体の各部に運ばれます。この酸素は、炭水化物や脂質などの栄養素をエネルギーに変換するために使われます 図a。その際、二酸化炭素や水などの不要な物質もできます。

これは、ものが燃えるときに、酸素が使われ、二酸化炭素ができるのと同じ現象といえます。

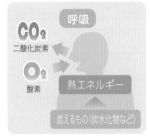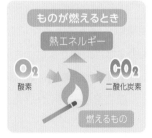

図a 呼吸とものが燃えるときの気体の出入り

6 エネルギー産生栄養素の消化・吸収

炭水化物の消化・吸収

　主な炭水化物は、ご飯などに多く含まれるでんぷんです。

　摂取されたでんぷんは、唾液や膵液中の**アミラーゼ**（糖質分解酵素）により、まずマルトース（麦芽糖）などの二糖類にまで分解されます。

　さらに、マルトースは、小腸の壁の細胞にある**マルターゼ**（二糖類分解酵素）により、単糖（グルコースなど）にまで消化され、毛細血管に吸収されます 図10 。

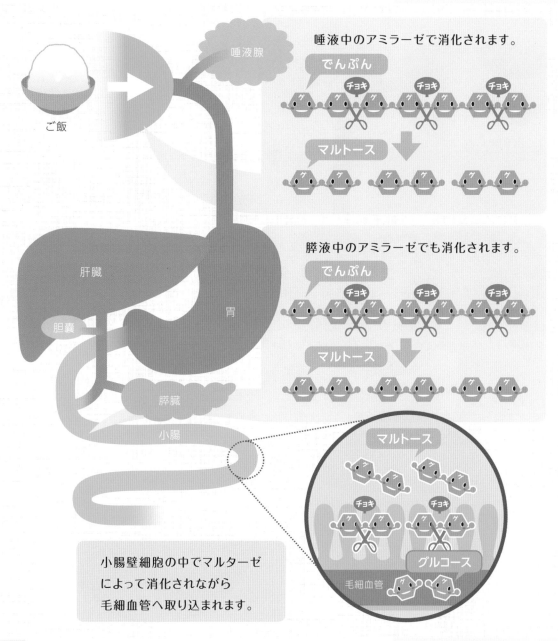

図10 炭水化物の消化・吸収

たんぱく質の消化・吸収

　　たんぱく質を多く含む食品には、肉や魚、大豆・大豆製品、卵、牛乳・乳製品などがあります。

　　摂取されたたんぱく質は、胃で胃酸により分解されやすい状態となり、胃液中の**ペプシン**（たんぱく質分解酵素）で分解されます。

　　次に、小腸で膵液中の**トリプシン**（たんぱく質分解酵素）などにより、まず小さなペプチドにまで分解されます。さらに、小腸壁細胞にある**ペプチダーゼ**（たんぱく質分解酵素）により、アミノ酸にまで分解され、毛細血管に吸収されます 図11。

▶ペプチド
アミノ酸がいくつかつながったもの。

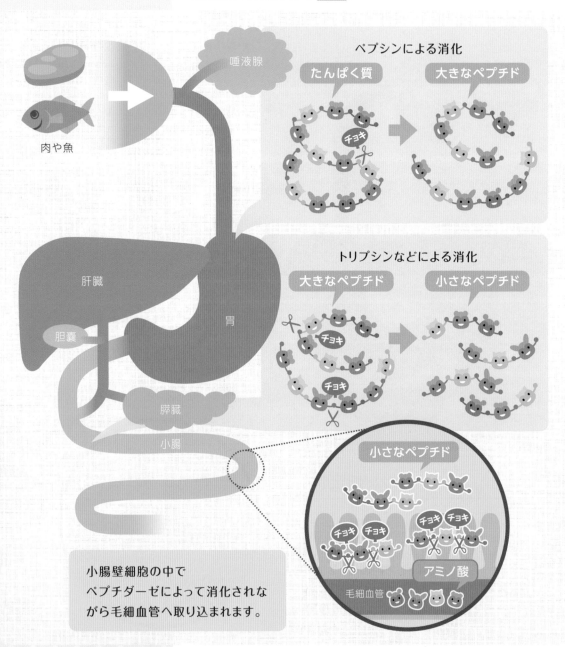

ペプシンによる消化
たんぱく質 → 大きなペプチド

トリプシンなどによる消化
大きなペプチド → 小さなペプチド

小さなペプチド
アミノ酸
毛細血管

唾液腺
肉や魚
肝臓
胆嚢
胃
膵臓
小腸

小腸壁細胞の中でペプチダーゼによって消化されながら毛細血管へ取り込まれます。

図11 たんぱく質の消化・吸収

脂質の消化・吸収

食事に含まれる脂質のほとんどは中性脂肪です。その他の脂質には、リン脂質やコレステロールなどがあります。

摂取された脂質は、肝臓で合成される胆汁の作用により、膵液中の**リパーゼ**の作用を受けやすくなります。

中性脂肪は、リパーゼによりモノグリセリドと2つの脂肪酸になります。小腸壁細胞に取り込まれたモノグリセリドと2つの脂肪酸は、再び中性脂肪に合成されます。再合成された中性脂肪は、小腸のリンパ管に取り込まれ、心臓に近い血管から血液中に入ります 図12 。

▶中性脂肪
グリセロールに3つの脂肪酸が付いたもの。
トリグリセリド（TG）、トリアシルグリセロールとも呼ばれます。

▶モノグリセリド
グリセロールに1つの脂肪酸が付いたもの。

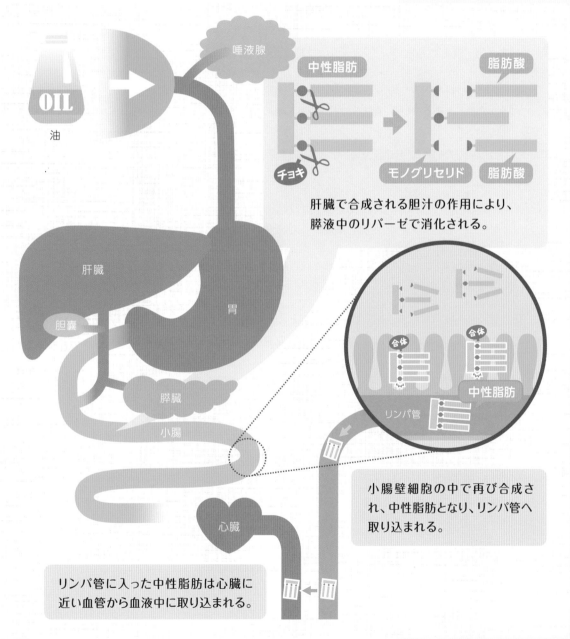

肝臓で合成される胆汁の作用により、膵液中のリパーゼで消化される。

小腸壁細胞の中で再び合成され、中性脂肪となり、リンパ管へ取り込まれる。

リンパ管に入った中性脂肪は心臓に近い血管から血液中に取り込まれる。

図12 脂質の消化・吸収

「好きなものは別腹。別腹の正体とは⁈」

のぞみ 「あー美味しかった、もうお腹いっぱい。ここのお店の食べ放題は最高ですね。お寿司に焼き肉、私の大好きなものぜ～んぶ好きなだけ食べられるんだもん。でも、さすがにもう食べられなぁい。」

愛 「のぞみちゃん、いくら好きでも、食べすぎよ！　ちょっと、胃のあたりボコって出てるんじゃないの。」

のぞみ 「そんな、まさかぁ…。あぁっ！」

愛 「どうしたのよ？　急に大きな声出して。」

のぞみ 「あそこ、見て‼　あんなところにデザートコーナーがあります！　気づかなかったわぁ。」

愛 「あら、残念。さすがに、もう無理ね。」

のぞみ 「ちょっと見て来ます。」

愛 「のぞみちゃんったら…。」

（のぞみちゃんがデザートを皿にのせ、戻ってきた）

愛 「えっ⁈　あなた、さっき、『さすがにもう食べられなぁい』って言ってたじゃないの。」

のぞみ 「いやぁ…、ケーキにプリン、フルーツを見てたら、まだ食べられそうな気がして。デザートは別腹って言うじゃないですか。」

愛 「そんな牛じゃあるまいし、胃が３つも４つも人間にはないわよ。でも、のぞみちゃんにはあるかもね。」

のぞみ 「もぉ～！」

愛 「ほら、牛みたい！」

さて、のぞみちゃんには本当に胃が３つも４つもあるのでしょうか⁈
残念ながらそんなものは、ありません。では、別腹の正体は？

　料理を好きなだけ食べた時点で満腹感を感じたはずののぞみちゃんですが、デザートを見て、「まだ食べられそうな気がして。」という状態になりました。このとき、のぞみちゃんの脳内でオレキシンというホルモンが分泌されたのです。この物質は、胃のはたらきを活性化し、胃の中の食べ物を腸の方へ送り出します。これによって、胃にスペースができ、「まだ胃内に入る余裕があるよ！」という信号が脳内へ送られ、「まだ食べられそうな気」がしたわけです。

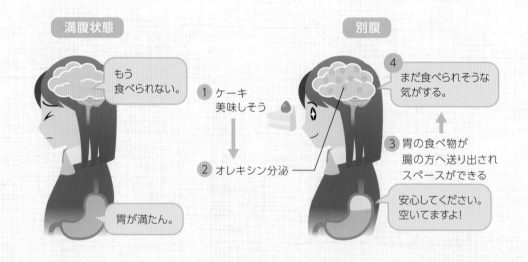

5編

授業前に身に付けたい基礎知識

校外実習では、病院や給食センターなどで学習をするよ。
校外の施設だから、社会人としての常識が必要なんだ。

憧れの栄養士さんに会えるんですね!
でも、服装や言葉づかいはどうしたらいいのかな?

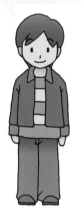
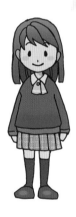

5 編の内容

　実験・実習では、クラスメートや先生のほかに、栄養士などの社会人を交えて学びます。

　1章では、学生生活で身に付けたいマナーや礼儀作法について学習します。

　2章では、科学用語や計算式、食材の切り方、調理器具・実験器具の名前や使い方など、授業が始まる前に覚えておきたい知識について学習します。

　3章では、実験・実習時の正しい身だしなみや進め方、レポートの書き方について学習します。

1章 学生生活における心構えとマナー

1 人に寄り添える栄養士・管理栄養士を目指そう

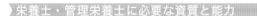
現代を取り巻く「食」の問題

　現代の日本は飽食の時代となり、栄養の過剰摂取や偏り、食生活の乱れなどによって肥満症や糖尿病などの生活習慣病が増加しています。また、過度なダイエットによるやせが増加したり、サプリメントを多用することによって健康障害が起こるなど、食にかかわる問題が数多く見られます。

　このような状況から、健康に対する意識が高まり、「健康ブーム」が到来しました。栄養・健康に関する情報は、マスメディアやインターネットを通して氾濫しています。

　また以前は、子どもの食習慣の見直しや指導は家庭で行っていましたが、これらを学校に求めるようになり、学校「食育」の必要性が高まってきています。

栄養士・管理栄養士に必要な資質と能力

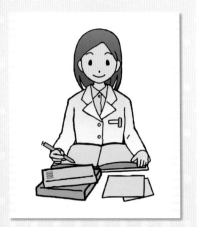

　栄養士・管理栄養士は、氾濫している情報の中から正しいものを選択し、発信していかなければなりません。これらの情報を人に伝えるためには、愛情や思いやりの気持ちをもって周囲の人と接することが大切です。そして、生命の大切さを深く理解し、さまざまな問題に対して柔軟に対応できる能力を身に付ける必要があります。

　栄養士・管理栄養士は、国民の食生活はどうあるべきかを考え、食べ物と生活の関係を見直し、「体も心も育む食」を提案し、「食べることの喜びや幸せ」をもたらせるように努めなければなりません。

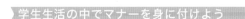
学生生活の中でマナーを身に付けよう

　入学後、学校で知識や技術を教わりますが、これを習得すれば、次の日から素晴らしい栄養士になれるわけではありません。

　栄養士となり、周囲の人と気持ち良く仕事を進めていくためには、思いやりの気持ちをもち、円滑にコミュニケーションを図ることがとても大切になります。

　コミュニケーションを図るための第一歩として、学生生活の中で日ごろから礼儀作法などのマナーを身に付けるようにしましょう。

2 礼儀作法を身に付けよう

礼儀作法は、さまざまな人が気持ち良く社会生活を送るための潤滑油_{じゅんかつゆ}のはたらきをしています。

礼儀作法の基本として、次のものがあげられます。これらを身に付ければ、より良い人間関係を築くことができます。

① 挨拶_{あいさつ}や返事はきちんとします。

② 目上の人に対しては言葉づかいに気を付けます。

③ お礼やお詫_わびの気持ちを言葉で表現します。

④ 相手の話を丁寧に聞きます。

⑤ 礼儀を重んじます。

笑顔と大きな声で挨拶や返事をしよう

教室や廊下で友達に会ったときは、笑顔で「おはよう」「こんにちは」「お疲れさま」と大きな声で言うように心がけましょう。

先生に対しては、「おはようございます」「お先に失礼します」など、**敬語**_{けいご}（p.82 を参照）を使います 図1 。

返事をするときは、「うん」「は〜い」など、あいまいな言いかたをしてはいけません。また、「無言」では、わかったのかわかっていないのかが相手に伝わりません。「わかりました」「わからないので、もう一度お願いします」などと、しっかりと意思表示をするように努めましょう。

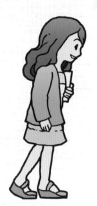
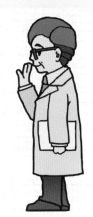

先生、
おはようございます。

おはよう。
今日はいい天気だね。

挨拶から会話が始まることがあります。
積極的に挨拶をして、コミュニケーションを図りましょう。

挨拶をするとき

「おはようございます」
「こんにちは」
→ 目が合わなくとも、先に挨拶をしましょう。
　 会釈を添えると好印象です。

返事をするとき

「わかりました」
「もう一度、お願いします」
→ わかったのか・わかっていないのかを相手に伝えましょう。

実習などで学生が先に帰るとき

「今日はありがとうございました」
「お先に失礼します」
→ 心からお礼を言います。

図1 目上の人に対する挨拶や返事の例

▶ 目上の人には敬語を使いましょう

先生や先輩、職員の人など、自分より目上の人に対する言葉づかいは気を付ける必要があります。友達や家族と話すような、いわゆる「ため口」で目上の人と話すのは、とても恥ずかしいことです。

敬語には、目上の人に使う**尊敬語**、自分に対して使う**謙譲語**があります。

① 尊敬語…相手や相手の動作、状態などを、高めて表現するときに用いる言葉 表2 。

② 謙譲語…自分や自分の動作、状態などをへりくだって表現し、結果として相手を敬うために用いる言葉。

同じ職場の上下関係、学生同士の先輩後輩の関係では目上の人に対して「お疲れ様でした」は使ってもよいですが、先生などの指導者から指導を受けた後に「ご苦労様でした」や「お疲れ様でした」を使うことはあまり適切ではありません。

表1　目上の人に使ってよい(OK)言い方と使ってはいけない(NG)言い方

こんなとき	どうする？	
	OK	NG
実習が終わって学生が先に帰るとき(指導者に対して)	お世話になりました（ありがとうございました）。お先に失礼します。	お疲れ様でした。お先に失礼します。
目上の人(同じ職場)が先に帰るとき	お疲れ様でした。	ご苦労様でした。
何かを依頼されたとき	承知いたしました。	了解しました。
教えていただいたとき	とても勉強になりました。	とても参考になりました。

表2　敬語の例

普通の言い方	尊敬語	謙譲語
見る	ご覧になる	拝見する
言う	おっしゃる	申し上げる
行く	いらっしゃる	伺う　　参る
来る	いらっしゃる　　おいでになる	参る
食べる	召し上がる	いただく　　頂戴する
する	なさる	いたす

▶ お礼やお詫びの気持ちを言葉や態度で表現しましょう

最近、お礼やお詫びの言葉を言わない学生が増えています。人にお世話になったり、教わったりしたときには、「ありがとうございました」と言いましょう。また、ミスをしたときや迷惑をかけたときには、「すみませんでした」など、誠意ある態度で接することが大切です 図2 。

相手の方は、あなたのために時間と労力を費やしています。このことを忘れずに、誠意ある対応を心がけましょう。

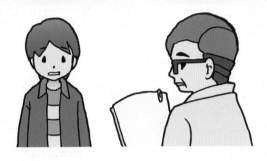

提出が遅れてしまい、
すみませんでした。
資料を探すのに時間が
かかってしまいました。

今後は気をつけて。
資料は事前に探して
おくと良いですよ。

お詫びの言葉

「すみませんでした」
「申し訳ありません」
「失礼いたしました」

➡ 頭を下げ、お詫びの言葉を述べましょう。
　その後に事情を説明します。

NG!

言い訳から話し始めると、反省していないよ
うに受け取られてしまうことがあるので、必ず
お詫びの言葉から。

図2 お詫びの例

3 周囲と上手にかかわっていこう

遅刻・欠席の連絡

　社会人が無断で遅刻・欠席すると、周囲に心配をかけるばかりでなく、勤務体制の緊急調整が必要となり、迷惑をかけることになります。

　体調不良、交通機関の乱れ、事故など、やむを得ない理由により、遅刻・欠席しなければならないときは、事前に連絡します。連絡できなかったときは、事後報告します。

　学生であっても、実習などの時間に遅れてしまうときや欠席するときは、同様に対応する必要があります。

笑顔でコミュニケーション

　栄養士が対象とするのは、健康な人ばかりでなく、病気の人や生きる力を失っている人など、さまざまな人がいます。

　栄養士が明るく、さわやかな笑顔で接して、相手の話に耳を傾けることにより、信頼関係が生まれます。

　笑顔は、コミュニケーションを図る手段の第一歩です。日ごろから、自然な笑顔で人と接するように心がけましょう。

「伝える力」と「聴く力」を大切に

　コミュニケーションをとる上で、自分の意見や考えを相手に理解してもらうためにわかりやすく「伝える力」はとても大切です。しかし、自分の考えを一方的に伝えるだけでは押し付けになってしまい（一方通行）、コミュニケーションは成り立ちません。相手の話に耳を傾け、相手の意見や考えを「聴く」力も大切にしないと信頼関係は構築されないのです。

例えば学生生活においても、実験・実習等で、人の話も聴かずに自分の言いたい事だけ伝えたり、自分のしたい事だけをしたりするのではなく、まずは先生や班員の話をよく「聴き」、その内容を理解した上で作業を進め、結果を先生や班員に「伝える」ことで、上手にコミュニケーションをとることができ、効率よく学習を進めることができます。

「協調性」を身に付ける

学校という集団には、色々な環境で育ち意見や考えが異なる人々がいます。ある同じ目標を達成しようとした時にお互いが協力して助け合ったり譲り合ったりする性質を「協調性」といい、コミュニケーションをとる上で大切です。

授業でグループワークを進めるときなどには、前述の「伝える力」と「聴く力」を大切にし、「協調性」をもって学習内容に取り組むように心がけましょう。

積極的に行動する

栄養士は将来、職場においてリーダーシップを発揮しなければなりません。「まだ学生だから大丈夫。先生が何とかしてくれる」という受け身の考えでは、成長することができません。

学生であっても、周囲の状況やニュースに対して常に関心をもち、積極的に行動することが求められています。

個人情報保護と情報リテラシー

パソコン、携帯電話、スマートフォンなどを利用して、インターネット上に学校のことや先生・友達、実習先でのことなどを書き込むときには、細心の注意を払わなくてはなりません。

最近では、「Facebook」「LINE」「Twitter」「Instagram」「TikTok」などのコミュニケーションツールを利用して不用意に情報を公開したことにより、トラブルを起こす例が多くなっています。

軽い気持ちで書いた文章が相手を傷つけたり、周囲に迷惑をかけてしまったりすることがあります。インターネット上に発信した情報は、不特定多数の人の目に触れることになるので、書き込んで良いことと悪いことを正しく判断し、情報管理を徹底するように注意することが重要です。

発信する前に、もう一度、見直して！

発信した情報は、多くの人に広まり、公開してしまうと完全に消すことはできません。

授業が始まると、実習などで社会人の先輩たちと接する機会が増えてきます。学生といえども、大人の世界へ入っていくわけですから、5編の内容を理解して、しっかりと行動できるようにしましょう。

 実習のことを考えると、緊張します。

 ちょっと難しいかもしれないけど、身に付けるととても役立つから、がんばろう。

 次の章からは、授業が始まる前に覚えておきたい用語を勉強していくよ。

 初めはわからなくても、何度もこの章を見直して覚えていこう。

 はい！ がんばります。

2章 授業が始まる前に覚えておこう

栄養学・生化学を学ぶには、用語を理解しておかなければなりません。英文を読むときに、単語がわからなければ、文章は理解できません。これと同様に、栄養学・生化学も用語がわからなければ、内容を理解することはできません。また、廃棄率などの用語がわかっていても、実践で計算ができなければ、栄養士は務まりません。ですから、授業が始まるまでに用語を理解し、計算に慣れておくことが大切です。

さらに、栄養士には栄養学・生化学の他に調理に関する知識も必要になります。栄養士は栄養指導がメインで、調理は調理師がするものと思っているかもしれませんが、それは間違いです。就職後の職場で、自身が調理業務に携わらない環境にあっても、調理の基礎が分かっていないと献立を作成するのにも苦労します。また、調理する人に指示を出す際にも的を射たものにならない可能性があるので、基礎を学ぶことは大切です。

1 科学用語

溶媒・溶質・溶液

生化学実習や食品学実習において試薬の作成や調整をする際に溶媒、溶質、溶液などの用語がでてきます 図1。

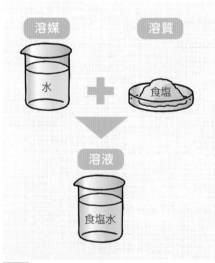

① 溶媒…溶剤ともよばれ、溶液を溶かすのを媒介するもののこと。
② 溶質…溶液の中に溶けている物質のこと。
③ 溶液…溶媒が液体に溶けているもののこと（溶媒＋溶質）。

溶媒　溶質
水　　食塩

溶液
食塩水

図1 溶媒 溶質 溶液

　教科書や実習書などの図表は、元素記号で書かれている場合がほとんどです。周期表によると、地球上には約120種類の元素が存在しています。私たちの体は、そのうちの約60種類から構成されているといわれています。

　元素には、種類を表すためにアルファベット1〜3文字を用いた記号が付けられています。これを**元素記号**または**原子記号**といい、世界共通で使われています。

　表1 は、人の体を構成する主な元素を示したものです。

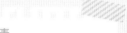

▶ 周期表
元素を原子番号の順に並べた表。共通した性質をもつ元素が縦の列にくるようになっています。

▶ 原子量
原子の質量を表した値。炭素の原子量を12とした相対質量で表します。

表1 **人の体を構成する主な元素**

元素名	元素記号	原子量	元素名	元素記号	原子量
水素	H	1	カルシウム	Ca	40
炭素	C	12	クロム	Cr	52
窒素	N	14	マンガン	Mn	55
酸素	O	16	鉄	Fe	56
ナトリウム	Na	23	コバルト	Co	59
マグネシウム	Mg	24	銅	Cu	64
リン	P	31	亜鉛	Zn	65
硫黄	S	32	セレン	Se	76
塩素	Cl	35	モリブデン	Mo	96
カリウム	K	39	ヨウ素	I	127

元素と原子の違いとは？

　元素と原子は、同じように使われることが多いですね。両者の違いを、ある実験の1班の生徒を例にして考えてみましょう 図a 。

　1班には、Aさん、Bさん、Cさん…と続き、9番目のIさんの9人がいるとします。

　これを元素と原子の関係に例えると、元素は1班の全員（AさんからIさんまで）、原子はそれぞれの人を指します。

　つまり、Aさんは1班の一員なので元素です。BさんもCさんも同様に元素といえます。しかし、AさんとBさんは別人なので、異なる原子ということになります。違いがわかったかな？

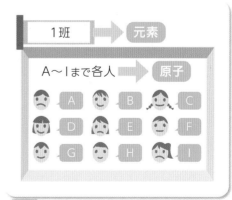

図a 1班の生徒のうち、元素・原子は？

化学式とは、物質を元素記号と数字で表したものです。化学式には、**分子式**、**組成式**、**示性式**、**構造式**があります 図2 。

① 分子式…元素記号を用いて、分子を構成する元素の種類と数を示したもの。

② 組成式…元素記号を用いて、物質の組成を最も簡単（最小）な整数比で示したもの。**実験式**とも呼ばれます。

③ 示性式…化合物の特性を示すために、分子式の中から官能基（機能原子団）を明らかにしたもの。

④ 構造式…分子中の元素の結合様式を価標という線でつなぎ、図式的に示したもの。

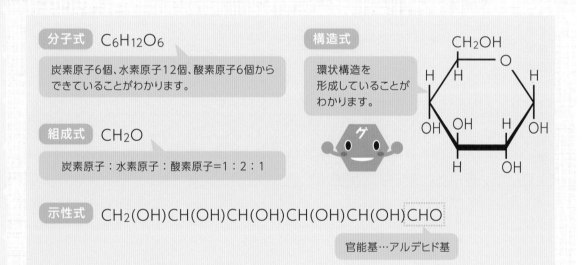

分子式	$C_6H_{12}O_6$

炭素原子6個、水素原子12個、酸素原子6個からできていることがわかります。

組成式	CH_2O

炭素原子：水素原子：酸素原子＝1：2：1

示性式	$CH_2(OH)CH(OH)CH(OH)CH(OH)CH(OH)CHO$

官能基…アルデヒド基

構造式

環状構造を形成していることがわかります。

図2 グルコースの分子式・組成式・示性式・構造式

単位の換算

栄養学では「%」「m」「g」「dL」など、さまざまな単位が用いられています。その単位が何を意味し、何と等しいのかを理解する必要があります。栄養士の日常業務では、次のような単位の換算がよく行われています。

濃度	1％＝10‰（パーミル）＝1万ppm（ピーピーエム）
長さ	1m＝100cm＝100万μm（マイクロメートル）＝10億nm（ナノメートル）
質量	1kg＝1,000g＝100万mg＝10億μg＝1兆ng
体積	1L＝10dL＝1,000mL＝1,000cm³＝1,000cc＝100万μL＝10億nL

2 実験器具の名称と使い方

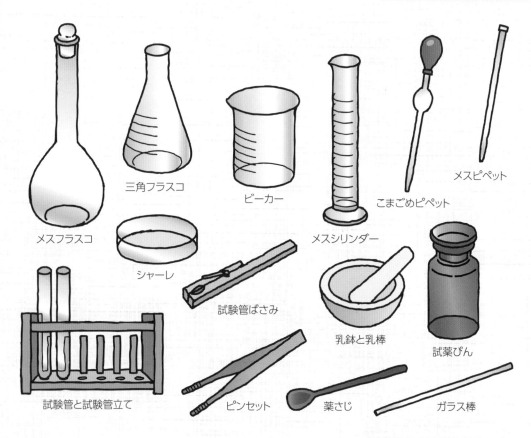

メスフラスコ

三角フラスコ

ビーカー

メスピペット

こまごめピペット

メスシリンダー

シャーレ

試験管ばさみ

乳鉢と乳棒

試薬びん

試験管と試験管立て

ピンセット

薬さじ

ガラス棒

図3 実験器具の名称

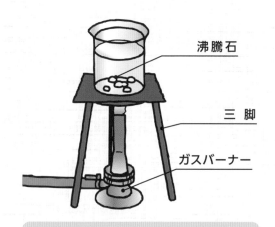

沸騰石

三　脚

ガスバーナー

液体を加熱するときは、突然沸騰するのを
防ぐために、液体に沸騰石を入れます。

図4 液体の加熱

ふたをして密閉します。

薬品の入った
ビーカー

乾燥剤

湿度を一定に保つ必要がある薬品を入れて
おきます。底には乾燥剤が入っています。

図5 デシケーター

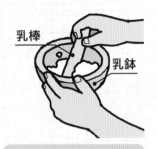

乳棒

乳鉢

薬品を乳鉢に入れ、乳棒で
しっかりとすりつぶします。

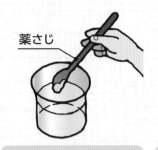

薬さじ

薬さじを使って、薬品を
ビーカーに移します。

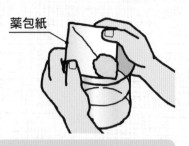

薬包紙

薬包紙にのせた薬品は、すべらす
ようにしてビーカーに移します。

図6 薬品をすりつぶす　　図7 薬品をビーカーに移す

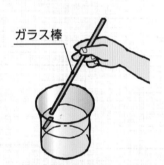

ガラス棒

薬品に液体を入れ、
ガラス棒でかき混ぜます。

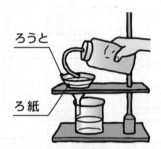

ろうと

ろ紙

水をろ紙にかけて、ろうとに
ろ紙を密着させます。

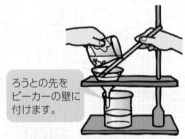

ろうとの先を
ビーカーの壁に
付けます。

液体をガラス棒に伝わらせて
注ぎます。固体はろ紙の上に
残ります。

図8 薬品と液体を混ぜ合わせる　　図9 ろ過の仕方

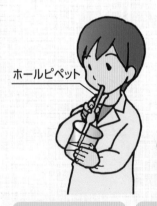

ホールピペット

液体を吸い込みます。

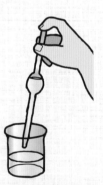

指で栓をし、
持ち上げます。

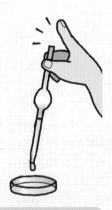

指をはなし、液体を
別の容器に移します。

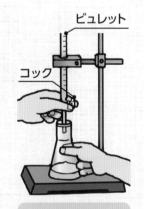

ビュレット

コック

ビュレットの
コックを開けて、
液体を滴下します。

図10 ホールピペットの使い方　　図11 ビュレット

3 食材・食品の基礎知識

食材と食品の違い

　食材とは、ねぎやなすなど、料理の材料となるもののことです。手を加えて、調理しなければ食べることができない場合があります。

　食品とは、食材を含めた、人が日常的に食べ物として摂取するものの総称です。したがって、食材は食品に含まれることになります。

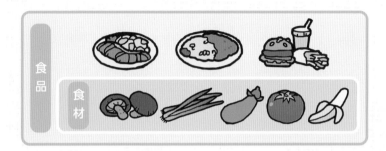

図12 **食材と食品の違い**

食品には、ハンバーガーのように調理済みのものも含めるので、手を加えずにそのまま食べることができるものもあります。

食品の分類

　食品はさまざまな方法で分類されますが、栄養士が栄養価計算をするときには、食品成分表の分類群が多く用いられています。

　食品成分表では、食品は「穀類」「いもおよびでん粉類」「砂糖および甘味類」「豆類」「種実類」「野菜類」「果実類」「きのこ類」「魚介類」「肉類」「卵類」などの18の食品群に分類されています（詳しくはp.93を参照）。

野菜の出荷量・都道府県の魚

　表2は、都道府県の出荷量1位の代表的な野菜と都道府県の魚（ブランド）を示したものです。

グリンピースは豆類？　野菜類？

　栄養価計算をするときは、食品成分表や栄養価計算ソフトを用います。今まで何気なく食べていた食品を調べると、思っていた分類群に記載されていないことに驚かされることがあります。

　グリンピースは、未成熟のえんどう豆の子実を収穫したものです。えんどう豆ということから、グリンピースを「豆類」から探しても見つかりません。食品成分表の索引から引いてみると、グリンピースはなんと「野菜類」に分類されています。

　この他にも、紛らわしいものとして、えだまめ、さやえんどう、そらまめなどがあり、これらも「野菜類」に分類されています。名前に豆が付いていても、分類上は「野菜類」となるものもあるのですね。

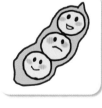

表2 都道府県の出荷量1位の代表的な農産物と都道府県の魚（ブランド）

	出荷量1位の代表的な農産物	都道府県の魚（ブランド、代表的な魚介類）
北海道	にんじん、スイートコーン、じゃがいも、たまねぎ、かぼちゃ	さけ、ほっけ、毛がに、たらばがになど
青森	ごぼう、にんにく	ひらめ
岩手		南部さけ
宮城	せり、パプリカ	かつお、まぐろ、さんま、かれい、フカヒレなど
秋田	ジュンサイ	はたはた
山形		さくらます
福島	つるむらさき	ひらめ、かれい、あんこう、さけなど
茨城	みずな、ピーマン、チンゲンサイ、はくさい、れんこん	ひらめ
栃木	かんぴょう、いちご、うど、とうがらし	あゆ、ます（ひめます、ヤシオマス）
群馬	モロヘイヤ、ほうれんそう	あゆ
埼玉		ほんもろこ、なまず、にじます、あゆ
千葉	ねぎ、かぶ、みつば	たい
東京		きんめだい
神奈川		さば、あなご、しゃこ、しらす
新潟	なめこ、まいたけ	あかむつ、いか
富山		ぶり、ほたるいか、白えび
石川		さより、いか、あまえび、ぶり
福井		越前がに
山梨	クレソン	甲斐サーモン（大型のにじます）、ほんもろこ
長野	レタス、セロリ、パセリ、ズッキーニ、えのきたけ、えりんぎ	にじます、こい、信州サーモン（にじます×ブラウントラウト）
岐阜		あゆ
静岡	タアサイ、ルッコラ	まぐろ、ぶり、さば、まだい、さくらえびなど
愛知	しそ、ふき、キャベツ、食用ぎく	くるまえび
三重		いせえび
滋賀		あゆ、ふな（にごろぶな）、ます（ビワマス）など
京都		ぶり、まだい、はたはた、めばる、ひらめなど
大阪	しゅんぎく	いかなご、このしろ、くろだい、いわし、はもなど
兵庫		たこ、いかなご、はも、さわら、しらすなど
奈良		あゆ、あまご
和歌山	グリンピース	まぐろ
鳥取	らっきょう	ひらめ
島根		とびうお
岡山	マッシュルーム	サッパ（ままかり）、さわら、あまご、あなご
広島	くわい、わけぎ	かき
山口	あさつき	ふぐ
徳島	しろうり	まだい、あゆ、あおりいか、あわび、はもなど
香川		はまち
愛媛		まだい
高知	にら、しょうが、なす	かつお
福岡	かいわれだいこん、パクチー	さば、あじ、まだい、ぶり、ひらめなど
佐賀		このしろ、いか、しらうお、まだい、うになど
長崎		いせえび、かき、たい、いか、あじなど
熊本	トマト、すいか	くるまえび
大分		ひらめ、すずき、ふぐ、ひらまさ、しらす
宮崎	きゅうり	かつお、かんぱち、いせえび、しいら、めひかり
鹿児島	さやえんどう、オクラ、そらまめ	まだい、きびなご、さば、とびうお、うなぎなど
沖縄	にがうり（ゴーヤ）、とうがん	たかさご（グルクン）

日本食品標準成分表 2020 年版（八訂）についてもっと知りたい！

　食品に含まれるエネルギー産生栄養素、ビタミン、ミネラルの量を調べるときには、日本食品標準成分表 2020 年版（八訂）（以下、食品成分表とする）を利用します。食品成分表は、学校や病院などの給食管理、食事制限や治療食などの栄養指導において用いられるだけでなく、私たちの日常の食生活、さらには国民健康・栄養調査などの国民の栄養状態を把握・評価するための統計調査にも用いられています。

　2,478 品目の食品が 18 の食品群に分類されています 表a 。また、掲載されている栄養成分は、54 項目あります 表b 。

表a 日本食品標準成分表 2020（八訂）の食品群別の食品数と主な食品

食品群	収載食品数	主な食品
1. 穀類	205	精白米、食パン、うどん、小麦粉
2. いもおよびでん粉類	70	じゃがいも、さつまいも、とうもろこしでん粉
3. 砂糖および甘味類	30	砂糖、はちみつ
4. 豆類	108	あずき、いんげんまめ、大豆、豆腐
5. 種実類	46	アーモンド、ぎんなん、くり、ごま
6. 野菜類	401	キャベツ、だいこん、たまねぎ、にんじん
7. 果実類	183	いちご、うんしゅうみかん、りんご、バナナ、ぶどう
8. きのこ類	55	えのきたけ、しいたけ、なめこ、まいたけ
9. 藻類	57	あおのり、まこんぶ、ひじき、わかめ
10. 魚介類	453	あじ、いわし、うなぎ、かつお、かれい、さけ、さば、あさり、はまぐり、えび、かに、いか、かまぼこ、焼きちくわ
11. 肉類	310	うし、ぶた、ぶた（ハム類、ソーセージ類）、にわとり
12. 卵類	23	うずら卵、鶏卵、ピータン
13. 乳類	59	牛乳、乳製品、人乳
14. 油脂類	34	植物油脂、動物脂
15. 菓子類	185	和菓子、洋菓子、菓子パン、スナック、キャンデー
16. し好飲料類	61	アルコール飲料、茶、コーヒー
17. 調味料および香辛料類	148	ソース、しょうゆ、食塩、食酢、だし、みそ、香辛料
18. 調理済み流通食品類	50	カレー、魚フライ
合計	2,478	

表b 日本食品標準成分表 2020 年版（八訂）の主な栄養成分

エネルギー、水分、たんぱく質、脂質、炭水化物、有機酸、灰分、食物繊維、食塩相当量、糖アルコール
無機質…ナトリウム、カリウム、カルシウム、マグネシウム、リン、鉄、亜鉛、銅、マンガン、ヨウ素、セレン、クロム、モリブデン
ビタミン…ビタミン A（レチノールなど）、ビタミン D、ビタミン E、ビタミン K、ビタミン B$_1$、ビタミン B$_2$、ナイアシン、ビタミン B$_6$、ビタミン B$_{12}$、葉酸、パントテン酸、ビオチン、ビタミン C

▶国民健康・栄養調査
国民の健康増進のために必要な情報を得る目的で実施される調査で、全国規模で毎年 11 月を目途に実施されています。令和 2、3 年は中止となっています。

（浅田憲彦）

　旬とは、収穫量が多く、味が最も良いとされる時期のことをいいます。最近は、輸送技術や保存方法、栽培技術の発達により、どの食材も1年を通して手に入れることが可能になりました。しかし、季節を外れた食材は値段も高く、味も劣るので、食材の旬を覚えて上手に活用しましょう 表3 表4 。

表3　魚介類の旬

		1月	2月	3月	4月	5月	6月	7月	8月	9月	10月	11月	12月
魚類	あじ												
	あなご												
	あゆ												
	あんこう												
	いわし												
	うなぎ												
	かつお												
	かれい												
	かわはぎ												
	きす												
	さけ												
	イクラ												
	さば												
	さわら												
	さんま												
	ししゃも												
	すずき												
	たら												
	ひらめ												
	ぶり												
	わかさぎ												
貝類	あさり												
	かき												
	さざえ												
	しじみ												
	ほたてがい												
えび・かに	あまえび												
	くるまえび												
	たらばがに												
いか・たこ	するめいか												
	ほたるいか												
	まだこ												
その他	うに												

表4 野菜類・果実類・いも類・きのこ類の旬

		1月	2月	3月	4月	5月	6月	7月	8月	9月	10月	11月	12月
野菜類	アスパラガス												
	オクラ												
	かぶ												
	かぼちゃ												
	キャベツ												
	きゅうり												
	ごぼう												
	こまつな												
	さやえんどう												
	だいこん												
	たけのこ												
	たまねぎ												
	とうもろこし												
	トマト												
	なす												
	にがうり												
	にら												
	にんじん												
	はくさい												
	ピーマン												
	ブロッコリー												
	ほうれんそう												
	みょうが												
	レタス												
果実類	いちご												
	うんしゅうみかん												
	かき												
	さくらんぼ												
	すいか												
	なし												
	はっさく												
	ぶどう												
	メロン												
	もも												
	りんご												
いも類	さつまいも												
	さといも												
	じゃがいも												
きのこ類	えのきたけ												
	しいたけ												
	しめじ												
	なめこ												
	まいたけ												
	まつたけ												

4 調理の基礎知識

包丁の各部の名称と用途

峰（背）：ごぼうの皮をこそげ取る、肉をやわらかくするために叩く

腹：平な部分のこと。香りを出す目的でにんにくやしょうがをつぶす

刃元：じゃがいもの芽とり、魚の骨を切る

刃先：押し切りや引き切り、ほとんどの食材はこの部分を使う

切っ先：野菜に切れ目を入れる、肉の筋切り、魚の腹ワタをかき出す

包丁の持ち方：手のひらで柄を包むように持ち、親指と人さし指は刃の付け根あたりを軽く握る

指先の置き方：人さし指を峰の上に添えて切ってもよい

姿勢：調理台からこぶし1つ分離れ、肩幅程度に足を開き、利き足を半歩後ろに引いて立つ

主な食材の切り方

あ行

いちょう切り

いちょうのように、円筒状の野菜を四分割して切った後に小口切りすること。

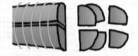

小口切り

ねぎやごぼうなどの細長い食材を端から順に切ること。

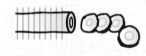

か行

隠し包丁

火の通りや調味料の染み込みを良くするために、表面からはわからないように切り込みを入れること。

さ行

さいの目切り

拍子木切りにした食材を小口切りして正六面体に近い形に切ること。さいとは、サイコロのこと。

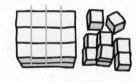

桂むき

大根などを筒状に切った後に、帯状に薄く長くむくこと。

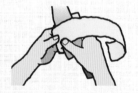

笹がき

鉛筆を削るように、食材を回しながら切ること。

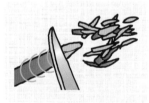

菊花切り

飾り切りの1つで、菊の花に見立てて縦横に細かい切り込みを入れること。

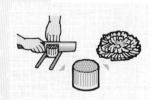

色紙切り

色紙のように四角く切ること。

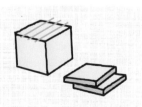

シャトー切り

野菜をくし型に切った後、角を面取りして卵型にしたもの。

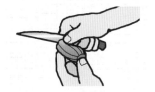

蛇腹切り

きゅうりの両側面からそれぞれ中心に向かい半分程度まで細かく切り込みを入れること。

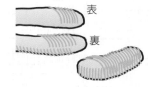

表
裏

繊維に沿って切る

型崩れ防止や歯ごたえを残す目的で、野菜の繊維と並行に切ること。

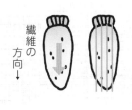

繊維の方向

千切り

幅 2mm 程度に細長く切ること。

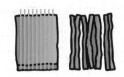

削ぎ切り

包丁を斜めに寝かせて、食材を薄く削ぐように切ること。

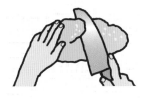

た行

短冊切り

短冊のように、長さ 5cm、幅 2cm 程度の短冊状に切ること。

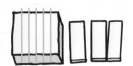

は行

半月切り

円筒状の野菜を縦半分に切った後に小口切りすること。

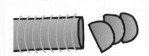

拍子木切り

拍子木のように、長さ 5cm、幅 1cm 程度の棒状に切ること。

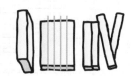

ま行

面取り

煮物をする際、煮崩れを防止するために、輪切りや角切りにした野菜の角を削り落とすこと。

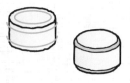

ら行

乱切り

食材を不規則に、形をそろえずに切ること。包丁の向きは変えずまっすぐに持ち、切るたびに食材を回しながら、切り進める。

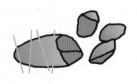

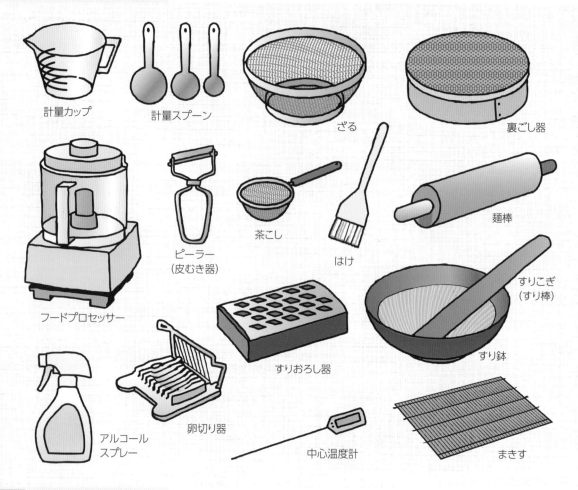

計量カップ　計量スプーン　ざる　裏ごし器

フードプロセッサー　ピーラー（皮むき器）　茶こし　はけ　麺棒　すりこぎ（すり棒）　すり鉢

アルコールスプレー　卵切り器　すりおろし器　中心温度計　まきす

図13 さまざまな調理器具

食材を効率的に切る順序

　食材を切るとき、切り終えたものは一緒でも、切る順序によって切る回数が変わってきます 図 a 。

　たかが 2、3 回切る回数が減っても…と思うかもしれませんが、大量調理の場合は、一度に何十本もの野菜を切ることがあります。1 本では 2 回や 3 回しか変わりませんが、10 本では 20 回、30 回、100本では…。

　少しでも切る回数を減らすことは、時間の短縮にもつながり、作業を効率的に進めることができます。

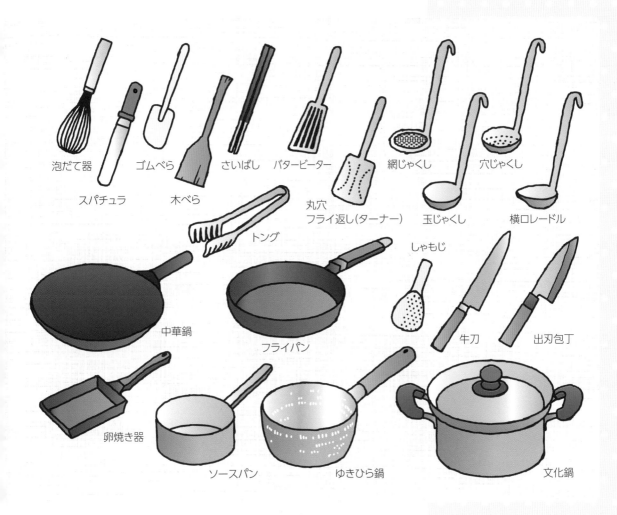

泡だて器　ゴムべら　さいばし　バタービーター　網じゃくし　穴じゃくし

スパチュラ　木べら　丸穴フライ返し(ターナー)　玉じゃくし　横ロレードル

トング　しゃもじ

中華鍋　フライパン　牛刀　出刃包丁

卵焼き器　ソースパン　ゆきひら鍋　文化鍋

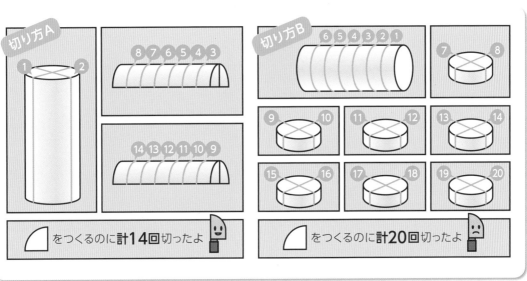

をつくるのに**計14回**切ったよ　　をつくるのに**計20回**切ったよ

図a 切る順序による切る回数の違い

あ行

あしらい

料理を器に盛り付けた際に、季節感や彩りを引き立てるために添えるもの。

油通し

食材の色を鮮やかにし、うま味を閉じ込めるために、下準備の段階で食材を高温の油にくぐらせること。

油抜き

揚げてある加工品に熱湯をかけて、表面の油を取り除くこと。油臭さがなくなり、調味料が染み込みやすくなる。

あら熱をとる

調理直後の熱を適度な温度まで下げること。

板ずり

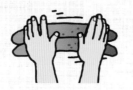

色を鮮やかにするため、食材に塩をまぶしてまな板の上で押しながら転がすこと。

色止め

食品固有の色の変色や褐変を防ぐために、青菜をゆでた後に冷水につけたり、なすを漬ける際に鉄釘を入れたりすること。

落としぶた

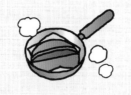

煮物の調理において、食材の煮崩れを防ぎ、煮汁を染み込みやすくするために、鍋の直径よりも小さいふたを食材に直接のせるふたのこと。

か行

かぶるくらいの水

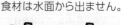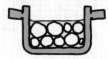

食材は水面から出ません。

鍋に食材と水を入れたときに、食材が出ないくらいの水位のこと。

乾いり

食材の水分を取り除くため、水や油を使わずに鍋で加熱すること。

こそぐ

包丁のみねを使い、魚のうろこや野菜の皮を削り落とすこと。

さ行

さし水

食材をゆでる際、沸騰によるふきこぼれを防止するために加える少量の水。びっくり水ともいう。

三杯酢

合わせ酢の1つで、酢に塩またはしょうゆ、砂糖またはみりんなどを混ぜ合わせたもの。

下味

あらかじめ食材に調味をしておくこと。

下ゆで

火が通りにくいものや、味が染み込みにくいものを、あらかじめゆでておくこと。

すが立つ

茶わん蒸しやプリンなどの卵を使った料理で加熱し過ぎることにより、内部や表面に小さな泡ができること。また、大根やごぼうなどの中心部に孔ができること。

すりきり

粉状の調味料を計量するときに計量スプーンのふち
の高さに合わせて、余分な量を落としてちょうど一
杯にすること。

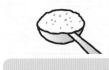

山盛りにすくいます。

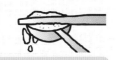

平らなものを
すべらせてならします。

背腸

えびの背中に走っている黒い線状の腸のこと。

た行

つなぎ

異なる食材をまとめるために、加えるものの総称。
小麦粉、かたくり粉、卵、やまのいもなどを用います。

ドリップ

冷凍した肉や魚を解凍したときに流れ出る液汁のこ
と。冷凍することで細胞内液が膨張し、細胞組織が
壊れ、解凍時に流れ出るために生じます。

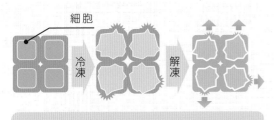

細胞

冷凍　解凍

冷凍・解凍することにより、細胞内液が外に
流出してしまいます。

は行

ひたひたの水

鍋に食材と水を入れ
たときに、食材がひ
たるかひたらないか
くらいの水位のこと。

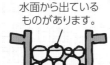

水面から出ている
ものがあります。

人肌

人の体温と同じくらいの温度のこと。

ま行

回し入れる

調理の途中で、液体の調味料を加えるとき、鍋のふ
ちから回すように入れること。

盛り付け

見た目の美しさや食べやすさなどに配慮しながら、
できあがった料理を器に盛ること。

や行

湯せん

直火でなく、温めた
湯の中に小さめの容
器を入れて間接的に
温める方法のこと。

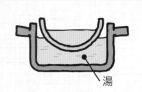

湯

ゆでこぼす

あくや渋味、粘物質を取り除くために、食材をゆで
た汁を捨てること。

湯通し

臭みや油分を抜くため、食材にさっと熱湯をかけた
り、湯にくぐらせたりすること。

湯むき

トマトなどに熱湯をかけたり、湯にくぐらせたりす
ることで、表皮をむくこと。

余熱

加熱を止めた後の冷めるまでの間の残りの熱。

予熱

オーブンなどを使用するときに、あらかじめ庫内の
温度を目的の温度まで加熱しておくこと。

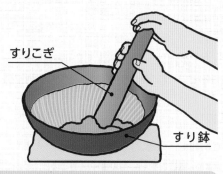

利き手ですりこぎの中ほどを握り、もう片方の
手を上にそえて、回転させます。すり鉢の下に
ぬれた布巾などをしくと安定します。

図14 すりこぎ・すり鉢の使い方

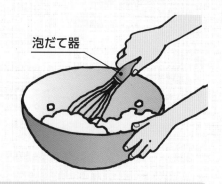

ボウルをおさえ、泡だて器を左右に
動かしたり、回転させてかき混ぜます。

図15 泡だて器の使い方

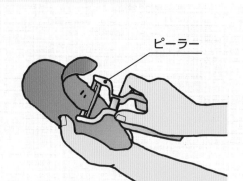

ピーラーの刃を奥に当て、
手前に引くようにして動かします。

図16 ピーラー（皮むき器）の使い方

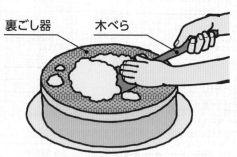

下に皿などの器を置きます。

裏ごし器の上にゆでた野菜などをのせ、
木べらを引くようにして裏ごしをします。

図17 裏ごしの仕方

① 計量スプーン

② 計量カップ

小さじ

大さじ

計量カップ

5mL＝5cc

15mL＝15cc

200mL＝200cc

③ 計量スプーンの正しいはかり方

粉末1杯

粉末1/2杯

液体1杯

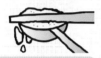

山盛りにすくって
すりきります。

一度すりきってから
半分をかき出します。

表面張力で液体が
盛り上がるくらい。

表5 計量スプーン・計量カップの分量と重さの関係

	計量スプーン 小さじ（5mL）	計量スプーン 大さじ（15mL）	計量カップ （200mL）
水・酢・酒	5g	15g	200g
しょうゆ・みりん・みそ	6g	18g	230g
塩	6g	18g	240g
上白糖	3g	9g	130g
小麦粉（薄力粉・強力粉）	3g	9g	110g
かたくり粉	3g	9g	130g
マヨネーズ	4g	12g	190g
ケチャップ	5g	15g	230g
ウスターソース	6g	18g	240g
油・バター	4g	12g	180g

マメ知識

米の重さを表すさまざまな単位

　米を炊くときに悩ましいのが、単位の種類の多さです。「カップ」「升（しょう）」「合（ごう）」「g」「cc」「mL」など、さまざまな単位が混在しています。単位を変換するときは、右の式を覚えておくと便利です。

1カップ＝200mL＝200cc≒170g
1升＝10合＝1.8L≒1500g＝9カップ

表6 食材の目安量

米 1合	150g	食パン 6枚切1枚	60g	ロールパン 1個	30g
じゃがいも 1個	150g	さつまいも 1本	200g	さといも 1個	50g
豆腐 1丁	300g	納豆 1パック	40g	油揚げ 1枚	30g
トマト 1個	150g	ミニトマト 1個	10g	なす 1個	80g
ピーマン 1個	30g	きゅうり 1本	100g	キャベツ 葉1枚	100g
ほうれんそう 1束	250g	にんじん 1本	200g	たまねぎ 1個	200g
もやし 1袋	200g	生しいたけ 1個	10g	鶏卵 M1個	50g
りんご 1個	300g	いちご 1個	15g	バナナ 1本	150g

5 日常業務に必要な計算式

廃棄率・可食率

　栄養士の日常業務に、計算は欠かせないものです。例えば、発注、栄養価計算、栄養アセスメント、栄養指導、糖尿病・腎臓病の食品交換表など、さまざまな場面で計算を行います。ここでは、鶏卵の**廃棄率**と**可食率**（歩留り率）を計算してみましょう図18。

① 鶏卵の廃棄率…廃棄率とは、通常の食習慣では食べない廃棄部分の重量を、食品全体の重量に対する比率で示した数値であり、次の式で算出します。

> **廃棄部分の重量〔g〕÷食品全体の重量〔g〕×100**

　　鶏卵の全体の重量は60g、黄身と白身（可食部）の重量は51gであったとき、廃棄部分の重量は、60 − 51 ＝ 9〔g〕となります。廃棄率は、9〔g〕÷60〔g〕×100＝15〔%〕です。

② 鶏卵の可食率…可食率は、実際に計測して求めた廃棄率や、食品成分表に記載された廃棄率を用い、次の式で算出します。

> **100−廃棄率〔%〕**

　①より、鶏卵の廃棄率は15%なので、可食率は、100−15＝85〔%〕

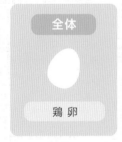 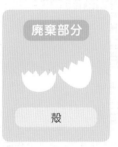 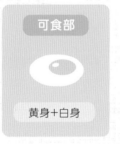

全体	廃棄部分	可食部
鶏卵	殻	黄身＋白身

図18 鶏卵の廃棄部分と可食部の関係

鶏卵は15%を捨てて、残りの85%を食べているんだね。

希釈・濃縮

　希釈、濃縮は濃度を変える操作のことで、○○倍希釈、△△倍濃縮のように表現されます。

　ある溶液が50mLあり、それを水で希釈した場合、図19のようになります。

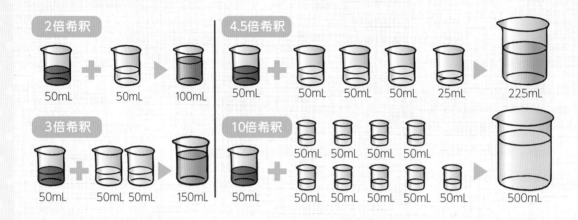

図 19 希釈

ある溶液が 300mL あり、それを濃縮した場合、図 20 のようになります。

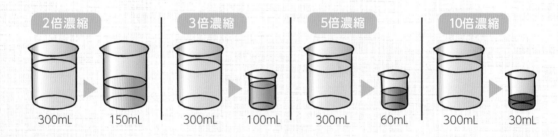

図 20 濃縮

調味パーセント

給食などの大量調理は出来上がった食事の味がその日によって異なっては困るので味の標準化、均一化といったことが求められます。その均一化を図る手段の一つとして、調味パーセントというものがあります。

調味パーセントは食材料に対する調味料の割合を示している場合と、塩分濃度を示している場合がありますので注意しましょう。

> 調味パーセント＝調味料の重量÷食材料の重量×100

> 塩分濃度＝調味料中の塩分量÷食材料の重量×100

汁物の場合、

> 塩分濃度＝調味料中の塩分量÷汁の重量（中に入っている具材の重量は含めない）×100

計算機の効率的な使い方

　栄養士が日常業務で行う計算は、難しいものは少なく、計算式を暗記していれば、すぐに答えが出るものばかりです。しかし、計算機を打つ操作が繰り返し行われれば、時間がかかってしまいます。そこで、計算機を効率的に使うために、**定数計算**という方法がよく用いられています。

　定数計算とは、決まった（同じ）数を繰り返し計算（＋、－、×、÷）することです。

　例題として、精白米150ｇの栄養価計算をする場合を考えてみましょう。

　食品成分表には、食品100ｇ当たりのエネルギー量・栄養素量が記載されています。栄養価計算をする場合には、使用する重量に合わせなければなりません。

　今回は、精白米150ｇのエネルギー量・栄養素量を算出したいので、それぞれに1.5（150÷100）を掛けて算出します。この場合、繰り返し掛ける1.5が**定数**となり、精白米100ｇのエネルギー量・栄養素量が**変数**となります表ａ。

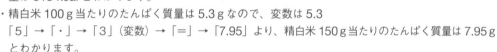

表ａ 精白米100ｇ当たりのエネルギー量・栄養素量

分量〔g〕	エネルギー〔kcal〕	たんぱく質〔g〕	脂質〔g〕	
100	342	5.3	0.8	変数

精白米150ｇ…150÷100＝1.5　　**定数**

計算機を用いた定数計算の方法（CASIO の計算機の場合）

① 定数の設定をします

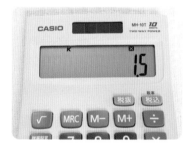

・「1」→「・」→「5」（定数）→「×」→「×」と入力すると、右の写真のように画面の左上に「K」と表示されます。
「K」の表示は、1.5 が定数設定されたことを意味します。

② 変数を入力します

・精白米100ｇ当たりのエネルギー量は342kcal なので、変数は342
「3」→「4」→「2」（変数）→「＝」と入力すると、「513」の値が出ます。したがって、精白米150ｇ当たりのエネルギー量は 513 kcal とわかります。

・精白米100ｇ当たりのたんぱく質量は5.3ｇなので、変数は5.3
「5」→「・」→「3」（変数）→「＝」→「7.95」より、精白米150ｇ当たりのたんぱく質量は7.95ｇとわかります。

　注意 ①で定数を設定しているので、再度「1」→「・」→「5」と入力する必要はありません。

・精白米100ｇ当たりの脂質量は0.8ｇなので、変数は0.8
「・」→「8」→「＝」→「1.2」より、精白米150ｇ当たりの脂質量は1.2ｇとわかります。

　注意 このように、K の表示がある限り、繰り返し変数を入力するだけで計算ができます。＋、－、÷の場合も同様の操作で定数計算ができます。

"CASIO 以外の計算機を使用する場合"

ここで示した定数計算の方法とは異なることがあります。詳しくは、説明書を参照してください。

"0.0…の入力方法"

0.9 や 0.06 などの1より小さい数値の場合、「0」→「・」→「9」や「0」→「・」→「0」→「6」と入力していませんか？　これらの数値は、「・」→「9」や「・」→「0」→「6」と入力しても、0.9、0.06と表示できます。ボタンを打つ回数が減るので、ぜひ覚えて活用しましょう。

3章 実験・実習における心構えとレポートの書き方

1 実験・調理実習のときの正しい身だしなみ

実験のときの身だしなみ

　実験では、有害な薬品などを使用する場合もあるので、基本的には白衣を着用します。

　白衣のポケットに手を入れていると、とっさに身構えられず、事故にもつながりかねないので、両手は必ず出しておきます。

① 髪…長い髪は、邪魔にならないように、ゴムなどで束ねておきます 図1。

② 服装…白衣を着用し、必要に応じて安全眼鏡を使用します。薬品がかかった場合には、白衣をすぐに脱ぎます。

　合成繊維のタイツやストッキングは、薬品と化学反応を起こし、肌に張り付き、最悪の場合、傷跡が残るおそれがあります。このため、天然素材のズボンや靴下を着用します。

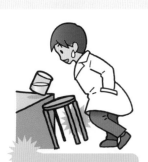

白衣のポケットに
手を入れていると、
事故を起こすことも！

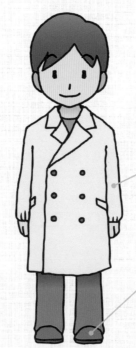

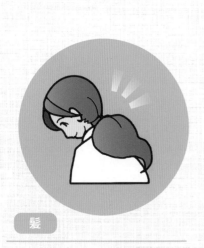

安全眼鏡
飛び散った薬品が目に入ると、
失明してしまう恐れがあります。
先生や助手の指示に従って、
安全眼鏡を使用しましょう。

上着
白衣が基本。薬品がかかっても、
体を保護できるように、ボタンは
とめておきます。

髪
長い髪の人は、ゴムで髪を束ねます。

足元
布製のズボンや靴下を着用します。
タイツやストッキングはNG。

図1 実験のときの正しい身だしなみ

栄養士は、安全で衛生的な給食を提供しなければなりません。特に、異物混入や食中毒が起こらないように、日ごろから気を配っています。

一瞬の気の緩みが事故につながりますので、学生のころから自己の衛生管理を徹底することに努めましょう。

① 髪…調理のときに髪の毛を垂らしていると、異物混入の原因になります。髪は束ねるか、まとめるようにして、前髪も含めてすべてキャップの中に入れるようにします 図2 。

② 爪…伸びていたり、付け爪やマニキュアを付けていると、爪に汚れがたまりやすくなり、とても不衛生です。また、包丁などを扱うときに危険となるので、短く切ります。

③ アクセサリー…調理の妨げになるような、ピアス・イヤリング、ネックレス、ブレスレットなどは外します。腕時計、指輪も不衛生なので、必ず外します。

④ 服装…白衣は、栄養士にとって制服のようなものです。アイロンをかけた白衣は、周囲の人に清潔感と好印象を与えます。調理後の汚れやしわのある白衣は、不衛生な印象を与えるばかりでなく、食事管理に対する信用を失いかねません。

　学生は、汚れた白衣や靴をロッカーに入れたままにせず、きちんと洗って清潔なものを着用するように心がけましょう。

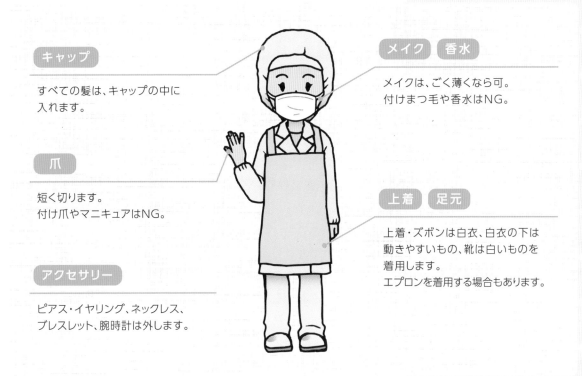

キャップ
すべての髪は、キャップの中に入れます。

爪
短く切ります。
付け爪やマニキュアはNG。

アクセサリー
ピアス・イヤリング、ネックレス、ブレスレット、腕時計は外します。

メイク **香水**
メイクは、ごく薄くなら可。
付けまつ毛や香水はNG。

上着 **足元**
上着・ズボンは白衣、白衣の下は動きやすいもの、靴は白いものを着用します。
エプロンを着用する場合もあります。

図2 調理実習のときの正しい身だしなみ

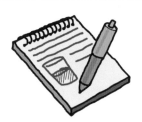

メモ帳やノート、筆記用具を
用意しておきましょう。
実験ノートに計算式、失敗し
た結果も載せておくと何が
失敗の原因であったのか、見
直すことができます。

2 先生や助手の説明はメモをとりながら聞くこと

実験・実習では、危険と隣り合わせであるということを自覚しましょう。実験では、危険な薬品を用いることもあるので、注意点をよく聞くことが大切です。

調理実習では、油を使った料理などで調理手順を誤ると、油がはねてやけどすることもあります。

説明を聞き逃し、誤った手順で進めると、最悪の場合、事故にもつながりかねません。また、実験・実習が失敗してしまうこともあります。

何度も同じことを聞かなくてもすむように、先生が説明している間はメモをとりながら聞くことが大切です。

3 実験・実習の手引書を読むこと

実験・実習は、講義と違って、実際に手を動かして学ぶものです。作業中は器具などを扱っているので、手引書を読むことができない場合があります。手引書には事前に目を通しておき、目的・内容を把握し、わからない用語や語句があれば、調べておきましょう。作業手順などは、表やフローチャートにまとめておきましょう。

下調べをした上で、実験・実習に臨めば、内容をより一層理解しやすくなります。

4 班員と協力すること

実験・実習で最も重要な作業は、手順を考えることです。しっかりと把握していないまま作業に入ると、混乱を招くことになるので、あらかじめ班で役割分担を決めておきます。班員と協力して行う場合には、「ホウ・レン・ソウ（報告・連絡・相談）」という方法が有効です 図3。

ホウ・レン・ソウの仕方

① 相談…まず、班員で相談し合いましょう。このとき、自分の考えをはっきりさせてから相談することが大切です。

② 連絡…次に、班員どうしで連絡を取りましょう。自分の話を一方的に伝えるのではなく、相手に理解してもらえるようにしましょう。自分がしようとしている操作の手順が間違っていることもあります。班員どうしで確認を取り合いましょう。

③ 報告…最後に、班員や先生へ報告しましょう。例えば、実験の途中で先生に相談した場合、最終的にどのような結果になったのかを先生に報告します。

"ホウ・レン・ソウを身に付けよう"
実験や実習だけではなく、学生生活においても先生や友達などに報告・連絡・相談をすることが大切です。例えば、トラブルが発生した場合、一人で悩んで勝手に判断して行動するのではなく、先生などに連絡して、起こってしまったことを報告し、相談することで、より早く良い方向に解決できることがあります。
このことは、社会に出てからの対人関係においても重要であり、仕事を円滑に進めることにつながります。

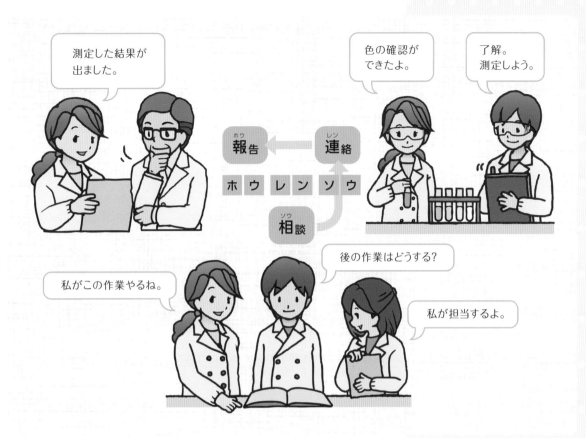

図3 ホウ・レン・ソウの仕方

5 ほかの班がやっていることを鵜呑みにしない

　作業を行うときは、班員どうしで相談しながら進めます。わからない
からといって、ほかの班のまねをすると、同じところを失敗してしまう
こともあります。これを防ぐためには、自分の班がやろうとしているこ
との意味を理解して作業をすることが大切です 図4 。

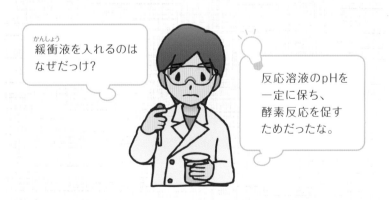

図4 作業の意味を考えながら進めよう

6 わからないことは先生や助手に確認すること

先生の説明中に、わからないからといって隣の人に話しかけると、隣の人の邪魔をしてしまいます 図5 。わからなかった点は、先生の説明が終わった後に、先生または助手に確認するようにしましょう。

また、作業中の人に話しかけると、作業が中断してしまいます。相手のようすを確認してから、話しかけるようにしましょう。

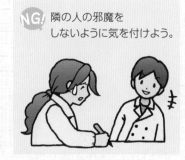 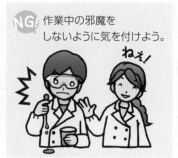

図5 隣の人や作業中の人の邪魔にならないようにしましょう

7 作業は雑過ぎても丁寧過ぎてもだめ

実験・実習を早めに仕上げようとして作業が雑になると、失敗することがあります。反対に、丁寧に進めると、成功することが多くなりますが、極端に丁寧過ぎると、失敗してしまうことがあります。

実験・実習の時間はきちんと設けられていますので、通常の速さで進めれば、時間通りにできるようになっています。

時間をオーバーすると、次の授業に差支えてしまいます。時間内に仕上げることは、現場の栄養士も同じです。病院では、時間通りに食事を出さなければなりません。実験・実習は、そのための練習なのです。失敗した場合は、操作方法に不備があった可能性があるので、手引書などで再確認します。やり直す場合は、先生に許可を取るようにしましょう。

8 実験室・実習室の利用の仕方

実験室・実習室は、みんなが共同で使うスペースです。荷物が重いからといって共有スペースに私物を置いたままにしてはいけません。

また、次に使う人が気持ち良く利用できるように、作業が終わったら、きちんと掃除を行いましょう。試薬をこぼしたら、きちんとふき取りましょう。気付かず、こぼした試薬に手が触れると大変危険です。消耗品などを使い切ったら、補充をしておくことも大切な気配りです。また、そのことを担当教員に伝えておくことも大切です。

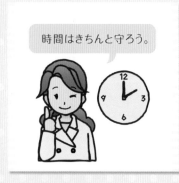
時間はきちんと守ろう。

実験で用いた器具・廃液の処理の仕方については、先生の指示に従いましょう。

9 レポートの書き方

実験・実習は、レポートを書き上げて提出した時点で完了となります。レポートには書き方があり、「表紙」「目的」「方法」「結果」「考察」「参考文献」から構成されています 図6 。

レポート作成を重ねると、論理的に物事を組み立てて考えることができるようになります。

最終的には、卒業研究の論文を正しく書けることを目標としましょう。

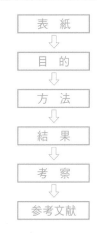

図6 レポートの構成

表紙

表紙には、「科目名」「実験題目」「実験日時」「提出日」「所属」「班員」「学籍番号」「氏名」を書きます。

実験内容によっては、湿度、温度、天気が結果に影響することもあるため、記録しておくと良いでしょう。

目的

目的のほか、「はじめに」として書き始めても良いでしょう。

実験・実習のテーマを簡潔にまとめます。長く書き連ねてはいけません。長文は、何を伝えたいのか、読み手にわかりづらく、疲れさせるものになるからです。

方法

① 対象（被験者・対象動物）…被験者の場合は、「性別」「年齢」「被験者数（グループであれば所属）」を書きます。人に調査を行う立場の場合は調査者といいます。

対象が動物の場合は、「動物の種類」「週齢」「匹数」「用いた臓器」などを書きます。

② 実験試料…実験に用いた試料や材料を書きます。実験に用いた物質については、商品名を用いずに化学物質の名称を用います。

③ 実験機器・器具…実験中に用いた主要な機器・器具を書きます。機器の会社名、製品名、製品番号も書きます。

④ 実験操作の手順…時系列にどのような方法を用いて、どのような手順で実験を行ったのかを書きます。

複雑な場合は、箇条書きにし、図やフローチャートを用いて説明します。

⑤ 結果の処理の仕方…実験によって得られた結果を、集計・統計処理することがあります。この場合は、使用したソフトウェアなどについて具体的に書きます。

▶ 被験者
実験や検査を受ける人のこと。

単位を忘れずに記入しましょう。

　実験により得られた結果は、事実として受け止めます。調べた資料（情報の出所が明らかであるもの）やほかの班の結果と比較したとき、大きく差がある場合は、自分たちの操作に問題点があったかどうかを振り返る必要があります。結果をもとに、推察できることは「考察」に書きます。

① 表のかき方…結果を表にまとめるときは、必要なデータのみ吟味して書きます。多くの情報があればよいというわけではありません。

② 図のかき方…グラフには、棒グラフや線グラフがあり、経時的な変動を示す場合は線グラフを用います 図7 図8 。図は、全体的な結果を伝えるときには有効ですが、測定値などの詳細な内容を伝えるためには不向きです。この場合は、表を用いたりします。

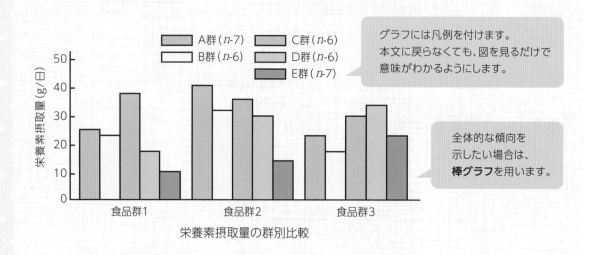

グラフには凡例を付けます。
本文に戻らなくても、図を見るだけで意味がわかるようにします。

全体的な傾向を
示したい場合は、
棒グラフを用います。

栄養素摂取量の群別比較

図7 棒グラフのかき方

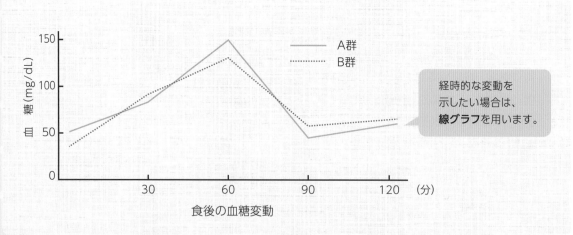

経時的な変動を
示したい場合は、
線グラフを用います。

食後の血糖変動

図8 線グラフのかき方

考察

　考察は、結果をもとに書くものですが、感想とは異なり、主観的な文章にしてはいけません。事実（結果）をもとに、客観的な意見を述べる必要があります。

　丁寧な文章を書こうと意識し過ぎると、だらだらと長文になりがちです。誰が読んでもわかりやすいように、簡潔に文章をまとめましょう。

- 下の例のように接続詞を使い、二文に分けるとまとまりが良くなります。レポートや論文では、 表1 のような接続詞が用いられます。

> **例**　「〜だが、〜である。」→「〜である。しかし、〜である。」

- レポートや論文では、文語体を使用します。口語体は会話文で使用するため、ふさわしくありません。例えば、「なので」は口語体であるので、同じ意味をもつ「したがって」「それゆえ」を使用します。
- 語尾は「である」調で統一します 図9 。一般に「ですます」調は用いません。
- 主語と述語が対応していることを確認します。特に、主語が抜けている文章が多く見られます。
- 適切な修飾語が選択されていることを確認します。不要な修飾語は、除いて整理します。
- 抽象的な表現は避けます。あいまいな表現だと、読み手に伝わりにくいので、具体的に述べます。
- 文章の各段落は字下げを行います。メール文を打つように書く学生が多いので、気を付けましょう。

表1	レポートや論文で用いられる接続詞	
直前の文と整合	したがって それゆえ	
直前の文と逆	しかし しかしながら 一方 他方	
直前の文に加える	さらに その上	
離れた文との関係	前述の 上記の 後述の	

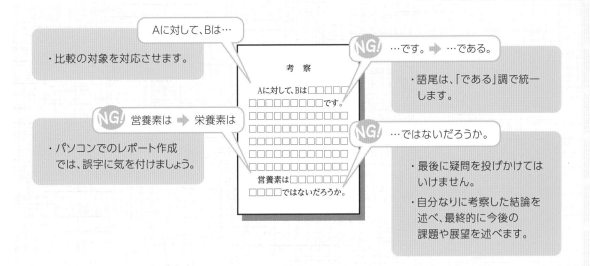

図9 考察の書き方で注意する点

　考察を行うときは、結果の妥当性を示すために参考文献が必要となります。レポート作成のときに使用した書籍、雑誌、インターネットのウェブページなどは、参考文献としてレポートの最後にまとめて書きます。

　参考文献からはさまざまな情報が得られますが、そのままレポートに書き写してはいけません。特に、ウェブページから引用する場合、文章にまとまりが見られなくなり、最終的にレポート作成者自身の文章ではなくなっていることがあります。

　参考文献から得られる情報は、一度自分の中で考え、自分の意見と絡めながら結論付けていかなければなりません 図10。

　提出の前には、文章の流れができているかどうか、必ず読み直してみましょう。

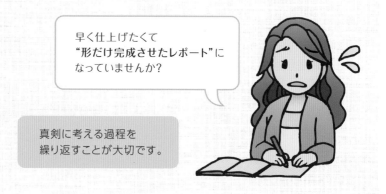

図10 レポート作成は考えることが大切

　参考文献の書き方には、さまざまな方式がありますが、ここでは一般的なものについて紹介します。

① 　和書の場合

・著者名（編著者名）、『本のタイトル』、出版社、（発行年）の順に書きます。

・著者または編著者が2人以上いる場合は、著者名または編著者名を読点（、）でつなぎます。

・発行年は（　）、本のタイトルは『　』でくくります。

・本のタイトル、サブタイトルの間はスペースを空けます。

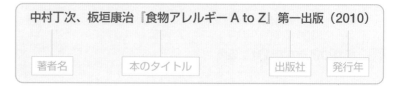

中村丁次、板垣康治『食物アレルギー A to Z』第一出版（2010）

| 著者名 | 本のタイトル | 出版社 | 発行年 |

② 洋書の場合

・著者名（編著者名）、本のタイトル、出版社、（発行年）の順に書きます。

・欧文雑誌に掲載されている論文を引用する場合は、著者名、論文のタイトル、雑誌のタイトル、（発行年）、巻数・号数、該当ページの順に書きます。

・雑誌のタイトルは、論文のタイトルの後にピリオドを入れ、イタリック体で記入します。各単語の初めの文字は大文字で書きます。

・雑誌の巻数しか書かれていなければ、号数を書く必要はありません。巻数のみをイタリック体で表記します。

・該当するページは、始まりと終わりのページをハイフンでつないで表記します。

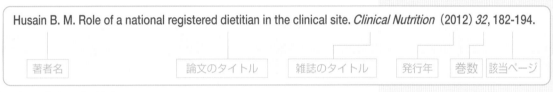

Husain B. M. Role of a national registered dietitian in the clinical site. *Clinical Nutrition* (2012) *32*, 182-194.

| 著者名 | 論文のタイトル | 雑誌のタイトル | 発行年 | 巻数 | 該当ページ |

③ ウェブページの場合

・著者名または運営者名、参考にしたウェブページのタイトル、公表された年、URL、閲覧年月日の順に書きます。

・著者名または運営者名がわからない場合、参考にするのはやめたほうが良いでしょう。結果や自分なりの推察ができていても、参考にする文書や資料の出所が不明確であった場合、時間をかけて作成したレポートの価値が下がってしまうからです。

・インターネット上の情報は頻繁に更新されるため、自分がいつ参考にしたのかがわかるように閲覧年月日も示します。

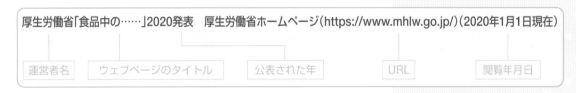

厚生労働省「食品中の……」2020発表　厚生労働省ホームページ(https://www.mhlw.go.jp/)(2020年1月1日現在)

| 運営者名 | ウェブページのタイトル | 公表された年 | URL | 閲覧年月日 |

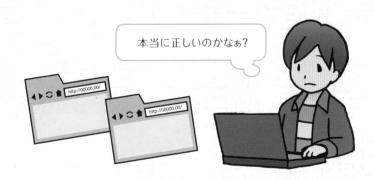

本当に正しいのかなぁ？

7日間の食事を見直してみよう

1 食事記録表の付け方

　健康的な食習慣を身に付け、自己の管理能力を養うために、毎日の食事を**食事記録表**で記録してみましょう。

　食事記録表には、摂取したすべての食べ物（調味料を含む）、飲み物を記入します。そのほかに、日付、時刻、食事をした場所（自宅、学食、ファミリーレストランなど）、料理名・商品名・食材名とその量などを記録します。食材の量は、計量カップや計量スプーン、秤^{はかり}などを使用するほうが正確ですが、わからない場合は個数やサイズを記入します。

> **"アドバイス"**
> コンビニエンスストアでお弁当を買った場合、「料理名」の欄には弁当の名称を書き、「食材名」の欄には中に入っている食品の名前を書きます。「食材の量」はわかる範囲で書きましょう。

料理名	食材名・量
ご飯	めし 茶碗1杯 150g
みそ汁	豆腐 1/5 丁、ごぼう 20 g 青ねぎ 少々、みそ 12 g
卵焼き	卵 1個、砂糖 小さじ 1/2 塩 ひとつまみ、油 適量
納豆	納豆 1パック、しょうゆ 小さじ1
りんご	りんご 1/4 個

1日目（ 7 ）時　食事場所（　　　自宅　　　）

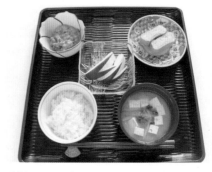

感想　品数は多かったけど、野菜の量が少なかった。もっと野菜をとればよかった。

図1　食事記録表の記入例

2 料理の写真の撮影方法

　食事記録表には、デジタルカメラやスマートフォンなどで撮影した料理の写真も載せておくと良いでしょう。

　写真は、料理から約 50cm 離れ、斜め 60° の位置から撮影すると、全体がきちんと写ります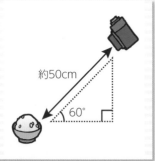。日付なども記憶されるため、食事内容を記録し忘れても、後で見直すことができます。

　次のページに1日分の食事記録表を用意しました。このページを7枚コピーして、7日間の食事記録表をつくってみましょう。

約50cm
60°

図2　料理の写真の撮影方法

食事記録表

日付：(　　)月(　　)日(　　)曜日

日目 (　　) 時　食事場所 (　　　　　　　　)

料理名	食材名・量

写真を貼ろう

感想

日目 (　　) 時　食事場所 (　　　　　　　　)

料理名	食材名・量

写真を貼ろう

感想

日目 (　　) 時　食事場所 (　　　　　　　　)

料理名	食材名・量

写真を貼ろう

感想

3 ７日間の食事を振り返ろう

　　７日間の食事記録表が完成したら、食事を振り返りましょう。下の表の項目で、当てはまるほうに○を付け、「はい」の数の合計を _____ に書きましょう。この結果を参考に、これからの食事では、「はい」が１つでも増えるように改善していきましょう。

分野	項目	はい	いいえ
食事を楽しみましょう	食事を味わっておいしく楽しく食べていましたか？		
	家族や友人と食事を楽しんでいましたか？		
	食事づくりに参加していましたか？		
１日の食事のリズムから健やかな生活リズムを	朝食を毎日食べていましたか？		
	夜食や間食のとり過ぎに注意していましたか？		
適度な運動とバランスのよい食事で、適正体重の維持を	意識して体を動かしていましたか？		
	無理なダイエットをしていませんでしたか？		
主食、主菜、副菜を基本に食事のバランスを	主食、主菜、副菜のバランスを考えていましたか？		
	多様な食品を組み合わせていましたか？		
	調理方法が偏らないようにしていましたか？		
ご飯などの穀類をしっかりと	穀類を毎食とっていましたか？		
	米などの穀類を中心とした食事を心がけていましたか？		
野菜・果物、牛乳・乳製品、豆類、魚なども組み合わせて	野菜をたっぷり（350 g／日）とっていましたか？		
	果物を毎日とっていましたか？		
	カルシウムを多く含む食品をとっていましたか？		
食塩は控えめに、脂肪は質と量を考えて	塩辛い食品を控えていましたか？		
	脂肪のとり過ぎに気をつけていましたか？		
	食品の栄養成分表示を参考にしていましたか？		
日本の食文化や地域の産物を活かし、郷土の味の継承を	地域の産物や旬の食材をとっていましたか？		
	郷土料理や伝統料理をとっていましたか？		
食料資源を大切に、無駄や廃棄の少ない食生活を	買い過ぎやつくり過ぎに注意していましたか？		
	冷蔵庫などの食材を点検し、献立を工夫していましたか？		
「食」に関する理解を深め、食生活を見直してみましょう	食生活を見直す習慣をもっていましたか？		
	家族や友人と食生活について考えたりしましたか？		

あなたの「はい」の数 _____ つ

20 〜 25 つ ⇒ やったね！　このままの食生活を続けていきましょう。
10 〜 19 つ ⇒ もう少しです。食生活の改善に取り組みましょう。
　0 〜 9 つ ⇒ この食事では健康が心配です。真剣に食生活を見直しましょう。

ふろく

日本食品標準成分表の見方・使い方

1 食品の栄養成分を計算してみよう

　日本食品標準成分表 2020 年版（八訂）（以下、食品成分表）の栄養成分値は、各食品の可食部 100g あたりに含まれる量が掲載されています。

　可食部とはその食品の食べられる部分のことで、野菜や果物の皮や種、また魚介類や肉類の骨、卵類の殻など、食べずに捨てる部分（廃棄される部分）を除いたものです。

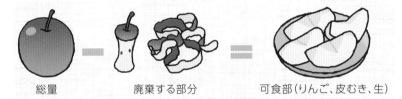

総量 － 廃棄する部分 ＝ 可食部（りんご、皮むき、生）

栄養成分値の求め方

　各食品の可食部重量〔g〕を 100 で割り、その値に食品成分表の栄養成分値をかけて、最後に桁数を合わせます。栄養成分ごとに表示する桁数や単位が異なるので注意しましょう。

> **算出式：（食品の可食部重量〔g〕÷100）×食品成分表の栄養成分値**

　米として 80g 食べる場合のエネルギー量（kcal）を計算しよう。

①穀類の「こめ［水稲穀粒］精白米　うるち米」の栄養成分値を用います。

②エネルギー〔kcal〕は 100g あたり 342〔kcal〕です。

算出式　80〔g〕÷ 100 × 342〔kcal〕= 273.6 ➡ 274〔kcal〕[1]

※ 1　掲載されている桁数に合わせるため、エネルギー（kcal）は小数第 1 位を四捨五入します。

栄養成分値に表示されている記号は 表1 のとおりです。

表1 栄養成分表に記載されている記号とその意味

記号	意味
－	未測定のもの
0	最小記載量の 1/10 未満、または検出されなかったもの
Tr	Trace（トレース）の略。最小記載量の 1/10 以上 5/10 未満であるもの
(0)	含まれていないと推定されたもの
(Tr)	微量に含まれていると推定されたもの

2　調理した食品の栄養成分を計算してみよう

　食品成分表には、生の状態だけでなく、調理後の食品も掲載されています。調理することにより、栄養成分や重量が変化するからです。

　加熱調理の方法は、ゆで、水煮、炊き、蒸し、焼き、油いためや素揚げなどがあり、また非加熱調理の方法は、水さらし、水戻し、塩漬けやぬかみそ漬けなどがあります。調理後は重量が変化するため、調理後の可食部重量を用いて栄養成分を求めることができます。

　また、調理前の可食部重量が分かっている場合は、重量変化率〔%〕を用いて調理した食品全重量に対する栄養成分を計算しましょう。

$$調理した食品全重量に対する成分量〔g〕$$
$$=調理した食品の栄養成分値 \times \frac{調理前の可食部重量(g)}{100} \times \frac{重量変化率(\%)}{100}$$

3　廃棄率(%)を用いて購入量〔g〕を計算してみよう

　廃棄率は、通常の食習慣において廃棄される部分を食品全体に対する重量の割合 (%) で示したものです。廃棄部位を含む食品には廃棄率〔%〕が掲載されています。

$$廃棄率〔\%〕= 廃棄部位〔g〕\div 食品全重量〔g〕\times 100$$

　食品の廃棄率〔%〕を用いて、購入量（廃棄される部分を含めたもの）を求めることができます。

$$購入量〔g〕= \frac{調理前の可食部重量〔g〕\times 100}{100 - 廃棄率〔\%〕}$$

　1人分50gのにんじん（根、皮むき、生）を使って、5人分の料理を作るときの購入量（g）を計算しよう。

①にんじん「根、皮むき、生」の廃棄率は10%です。

②算出式：50〔g〕× 100 ÷（100 − 10〔%〕）= 55.55 ➡ 1人分 56〔g〕
　　　　　56〔g〕× 5人分 = 280〔g〕

参考文献

〈2編　食生活・食文化の基礎知識〉

・健康・栄養情報研究会 栄養調査研究班編『戦後昭和の栄養動向 国民栄養調査40年をふりかえる』第一出版（1998）
・内閣府「消費動向調査結果」内閣府ホームページ（http://www.esri.cao.go.jp/jp/stat/shouhi/shouhi.html）（2013年7月30日現在）
・食の安全・安心財団「外食率と食の外部化率の推移」食の安全・安心財団ホームページ（http://anan-zaidan.or.jp/data/）（2022年6月13日現在）
・島薗順雄『栄養学史』朝倉書店（1978）
・杉晴夫『栄養学を拓いた巨人たち　「病原菌なき難病」征服のドラマ』講談社（2013）
・渡邊昌「食と健康　百年の歴史」食生活、（2006）*100* 14-21
・原田信男『日本の食はどう変わってきたか　神の食事から魚肉ソーセージまで』角川学芸出版（2013）
・岸康彦『食と農の戦後史』日本経済新聞社（1996）
・加藤陽治、長沼誠子編『新しい食物学　食生活と健康を考える』南江堂（2010）
・今井勝行、磯部由香『食の視点　日本人の食生活を考える』文理閣（2009）
・観光庁「多様な食文化・食習慣を有する外国人客への対応マニュアル」観光庁ホームページ（https://www.mlit.go.jp/kankocho/shisaku/sangyou/taiou_manual.html）（2022年6月13日現在）

〈3編　栄養の基礎知識〉

・文部科学省「日本食品標準成分表2020（八訂）」
・櫻井純子、内野紀子、鳴海多恵子、他『わたしたちの家庭科　小学校5・6』開隆堂出版（2012）
・鶴田敦子、大竹美登利、間田泰弘、他『技術・家庭 家庭分野』開隆堂出版（2012）
・厚生労働省「日本人の食事摂取基準」策定検討会報告書『日本人の食事摂取基準（2020年版）』第一出版（2020）
・厚生労働省・農林水産省『食事バランスガイド−フードガイド（仮称）検討会報告書−』第一出版（2005）
・春日寛、相川恵子、生方理和、他『新家庭基礎21』実教出版（2007）
・日本栄養士会編『管理栄養士栄養士必携2013年度版』第一出版（2013）
・鈴木和春、真鍋祐之、上原万里子『サクセス管理栄養士講座　基礎栄養学』第一出版（2012）
・中村丁次監修『栄養の基本がわかる図解事典』成美堂出版（2012）

〈4編　体の基礎知識〉

・香川靖雄、近藤和雄、石田均、他編『健康・栄養科学シリーズ 人体の構造と機能及び疾病の成り立ち 各論 改訂第2版』南江堂（2015）
・坂井建雄、岡田隆夫、宇賀貴紀『系統看護学講座(専門基礎分野) 人体の構造と機能 [1] 解剖生理学 第11版』医学書院（2022）
・加藤昌彦、近藤和雄、箱田雅之、他『サクセス管理栄養士・栄養士養成講座　解剖生理学病理学　人体の構造と機能及び疾病の成り立ち 第5版』第一出版（2019）
・堺章『目でみるからだのメカニズム 第2版』医学書院（2016）
・佐藤達夫『新版 からだの地図帳』講談社（2013）

〈5編　授業前に身に付けたい基礎知識〉

・栄養学雑誌編集員会編『初めての栄養学研究論文　人には聞けない要点とコツ』第一出版（2012）
・農林水産省「作物統計 作況調査（野菜）」 農林水産省ホームページ（https://www.maff.go.jp/j/tokei/kouhyou/sakumotu/sakkyou_yasai/）（2022年6月7日現在）
・全国漁業協同組合連合会「プライドフィッシュ」全国漁業協同組合連合会ホームページ（https://www.pride-fish.jp）（2022年6月13日現在）
・河野友美『コツと科学の調理事典』医歯薬出版（2001）
・松本仲子監修『五訂増補　調理のためのベーシックデータ』女子栄養大学出版部（2009）
・文部科学省・厚生労働省・農林水産省「食生活指針」厚生労働省ホームページ（https://www.mhlw.go.jp/stf/bunya/0000128503.html）（2022年11月20日現在）

索引

URL　https://daiichi-shuppan.co.jp

上記の弊社ホームページにアクセスしてください。

＊訂正・正誤等の追加情報をご覧いただけます。

＊書籍の内容、お気づきの点、出版案内等に関する
お問い合わせは、「ご意見・お問い合わせ」専用フォーム
よりご送信ください。

＊書籍のご注文も承ります。

＊書籍のデザイン、価格等は、予告なく変更される場
合がございます。ご了承ください。

第4版　めざせ！栄養士・管理栄養士
まずはここからナビゲーション

平成26(2014)年 1 月15日	初 版 第 1 刷 発 行
令和 5 (2023)年 2 月 1 日	第 4 版 第 1 刷 発 行

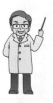

編 著 者	小　野　章　史
発 行 者	井　上　由　香
発 行 所	第 一 出 版 株 式 会 社
	〒102-0073　東京都千代田区九段北2-3-1 増田ビル1階
	電話 (03) 5226-0999　FAX (03) 5226-0906
印刷・製本	広　研　印　刷

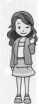

※ 著者の了解により検印は省略
定価は表紙に表示してあります。乱丁・落丁本は、お取替えいたします。

© Ono, A., 2023

ISBN978-4-8041-1459-0　C1077

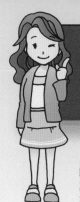

第一出版の本

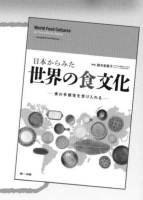

日本からみた世界の食文化
―食の多様性を受け入れる―

鈴木志保子 編著／大久保洋子・駿藤晶子・飯田綾香 著

各国の食文化やフードダイバーシティ対応が学べる一冊。世界42か国の基本情報をはじめ、駐日大使館への取材で得た食事、食法、マナー、宗教や思想による食べ物や食べ方の制限なども解説。料理を中心に写真も多く掲載し、見て楽しく読みやすい構成。

ISBN978-4-8041-1440-8
B5判・304ページ
定価3,850円（税込）

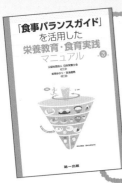

「食事バランスガイド」を活用した
栄養教育・食育実践マニュアル

公益社団法人 日本栄養士会 監修／武見ゆかり・吉池信男 編

「食事バランスガイド」を活用した事例を全面差し替えし、栄養指導・栄養教育への展開を進化させて具体的に解説。厚生労働省「健康な食事」と「食事バランスガイド」の項目を新設。食事摂取基準との関係、食品成分表2015（七訂）の値を掲載。

ISBN978-4-8041-1358-6
A4判・192ページ
定価3,080円（税込）

中村丁次が紐解く
ジャパン・ニュートリション

中村丁次 著

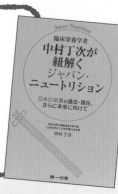

栄養関係者が誇りと自信を持ち、これから栄養学を学ぼうとする若い世代に勇気と元気をもたらす本。約100年の歴史をもつ日本の栄養政策の後半部分に直接参画した著者が、日本の栄養学、栄養士が歩んだ道筋をたどる。

ISBN978-4-8041-1418-7
A5判・232ページ
定価2,750円（税込）

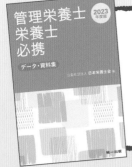

管理栄養士・栄養士必携
データ資料集

公益社団法人 日本栄養士会 編

公衆栄養関係のデータ、臨床栄養に関する資料、栄養関連法規などを多数収録。栄養に関する多くの資料が一冊にまとまっているので、毎日の授業や実習、勉強に便利なハンドブック。
毎春改訂し、最新版を発行。

＊2023年度版
ISBN978-4-8041-1460-6
四六判・658ページ
定価2,860円（税込）

この他にも、いろいろな本があるよ！
https://daiichi-shuppan.co.jp

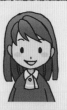